D1858297

Cathy Hopkins
Aromatherapie

Cathy Hopkins

AROMATHERAPIE

Gesundheit und Wohlbefinden durch heilende Öle

Moewig

Das Umschlagfoto wurde dankenswerterweise von der Firma
Sirykid Kosmetik und Geschenke GmbH
(Matth.-Krafft-Straße 14, 91550 Dinkelsbühl)
zur Verfügung gestellt, die ein breites Sortiment an Duft- und ätherischen Aromaölen, Aromaduftlampen, Duftkeramik, Dufthölzern und Räucherstäbchen anbietet.

Aus dem Englischen übertragen
von Dagmar Hartmann

Verlagsunion Erich Pabel-Arthur Moewig KG, Rastatt
© 1991 by Cathy Hopkins
© 1993 der deutschsprachigen Ausgabe
by Wilhelm Heyne Verlag GmbH & Co. KG, München
Genehmigte Lizenzausgabe
Umschlagentwurf und -gestaltung:
Werbeagentur Zeuner, Ettlingen
Printed in Germany 1994
Druck und Bindung: Graphische Großbetriebe Pössneck
ISBN 3-8118-1250-5

Mein besonderer Dank gilt

Nicole Perez, die ihre Leidenschaft für und ihr Wissen über die Öle ihren Schülern in ihren Ausbildungskursen auf so informative und farbenfrohe Art weitergegeben hat. Meiner Mutter, die sich durch meine handgeschriebenen Manuskripte gequält und ihnen Sinn gegeben hat, und meinem Vater, der sie so geduldig abgetippt hat. Und auch meiner Verlegerin Valerie Hudson und meinem Ehemann Steve für ihre beständige Ermutigung und Unterstützung.

Inhalt

Einführung

Das Schöne an der Aromatherapie ist, daß jedermann und überall davon profitieren kann. Wie jedes Töpfchen sein Deckelchen hat, so gibt es in der Schöpfung ein Heilmittel für jede Krankheit – eines, das kräftig und doch vollkommen rein ist.

Die Aromatherapie ist ein uraltes Wissen, das uns aus alten Kulturen überkommen ist. Die Öle und Essenzen, auf denen es aufbaut, werden Blüten, Blättern, Früchten, Baumrinden, Wurzeln und Holz entzogen. Gibt es etwas Natürlicheres? Jedes Öl hat seinen ganz eigenen Duft und sein eigenes Heilungspotential. Eukalyptus ist uns allen wegen seiner Fähigkeit bekannt, eine Erkältung oder Brustschmerzen zu lindern, aber es gibt viel mehr Öle, für nahezu jede Beschwerde, die man sich nur denken kann – Kopfschmerzen, Falten, Cellulitis, Gicht, Schlaflosigkeit... die Liste ließe sich endlos fortführen. Man muß kein ausgebildeter Aromatherapeut sein, um in seinem eigenen Heim von der Anwendung von Ölen und Essenzen zu profitieren. Doch wenn man sich über einen Aspekt der Aromatherapie im Zweifel ist, dann sollte man einen Spezialisten zu Rate ziehen, vor allem, wenn es sich um eine ernste Erkrankung handelt. Im übrigen ist das Geschenk der Natur zum Greifen nah – schlicht, leicht zugänglich und eine reine Freude.

Es liegt ein paar Jahre zurück, daß die Aromatherapie das Interesse der Öffentlichkeit erregte, und zwar als Mittel zur Förderung von Gesundheit und Schönheit. Schon sind einige ausgezeichnete Bücher zu diesem Thema veröffentlicht worden. Also warum noch eines?

Viele Autoren waren hauptsächlich bestrebt, die Aromatherapie als wunderbares und wirksames Heilverfahren bekanntzumachen. Sie wollten so dazu beitragen, daß sie als ganzheitliche Therapie anerkannt wird, und präsentierten sie so akademisch und wissenschaftlich, wie sie nur konnten. Sie unterstrichen die Forschungen, die durchgeführt worden waren, und ergingen sich in allen Einzelheiten der umfassenden und faszinierenden Geschichte ihres Themas. Wenngleich das für manche sehr interessant zu lesen ist, vor allem für ernsthafte Schüler und Praktikanten, so haben sich doch auch viele Leute bei mir beklagt, daß sie in diesen komplexen Texten den Faden verloren und aufgegeben hätten. Sie wollten nichts weiter wissen als: »Was kann ich tun, wenn ich Kopfschmerzen habe? Gibt es Gefahren? Wie mische ich die Öle?« Aber nachdem sie sich durch Titel wie »Die chemische Zusammensetzung der Öle und Methoden zu ihrer Gewinnung« gequält hatten, haben sie ihre Suche aufgegeben.

Ich schreibe dieses Buch deshalb, um die Aromatherapie für jemanden, der von diesem Thema keine Ahnung hat, aber dennoch etwas über die Öle und ihre Anwendung lernen möchte, so leicht zugänglich wie möglich zu machen. Mein Ziel war es, ein leicht zu befolgendes Handbuch zu schreiben und die Menschen auf den richtigen Weg zur sicheren Anwendung daheim zu bringen.

Im ersten Kapitel habe ich versucht, all die Fragen zu beantworten, die die Leute immer wieder über die Öle und die Behandlung stellen. In den Kapiteln 2 bis 7 geht es dann um andere Bereiche in unserem Leben, in denen die Aromatherapie eingesetzt werden kann, und ich gebe einfache Rezepte. Im Kapitel 2 wird eine Anfänger-Ausrüstung vorgestellt. Da es fast dreihundert Öle gibt, alle mit unterschiedlichen Eigenschaften, ist der Neuling in der Aromatherapie häufig ratlos, wo er anfangen soll. Ich habe zwölf Öle ausgewählt, von denen ich glaube, daß sie von größtmöglichem Nutzen für jemanden sind, der sie daheim benutzt, und ich habe Möglichkeiten beschrieben, wie sie verwendet und mit anderen Ölen kombiniert werden können.

Kapitel 3 unterstreicht die Bedeutung des Erkennens von Streß und der verschiedenen Arten, wie er sich manifestiert, und zeigt, wie man die Aromatherapie einsetzen kann, um zu verhindern, daß er sich zu einem großen Problem entwickelt. Im Kapitel 4 finden sich einige praktische Tips zur Haar- und Hautpflege und eine Liste von Möglichkeiten, um eine müde Haut zu beleben und zu verjüngen. Kapitel 5 wendet sich besonders an die Frauen. Es gibt so viele Arten, wie die Öle bei Frauenproblemen helfen können, vom prämenstruellen Syndrom bis zur Schwangerschaft, von der postnatalen Depression bis zu den Wechseljahren. Dieses Kapitel bietet ein paar nützliche Tips im Falle verschiedener Unregelmäßigkeiten und gibt Rezepte zur regelmäßigen Anwendung.

Kapitel 6 beschreibt, wie die Öle, von denen viele abführend und entschlackend wirken, ein Reinigungs- oder Schlankheitsprogramm unterstützen können. Kapitel 7 deckt die sinnliche Seite der Aromatherapie ab. Von vielen Ölen ist bekannt, daß sie aphrodisiakische Wirkung haben; zumindest können sie dazu beitragen, daß Sie sich entspannt und locker fühlen. Dieses Kapitel gibt Hinweise zur Schaffung einer Atmosphäre, die der Sinnlichkeit förderlich ist, und beschreibt Wege, wie die Aromen die Erregung erwecken und steigern und so Ihr Sexualleben verbessern.

Die Kapitel 8 und 9 sind zum schnellen und einfachen Nachschlagen gedacht. Einem ABC der Öle und ihrer Eigenschaften folgt ein ABC der leichten Erkrankungen, der entsprechenden Öle und ihrer Anwendungen.

Genießen Sie nun Ihre Entdeckung der Öle. Ich bin sicher, Sie werden es nicht bereuen.

1

Einige Antworten auf grundlegende Fragen

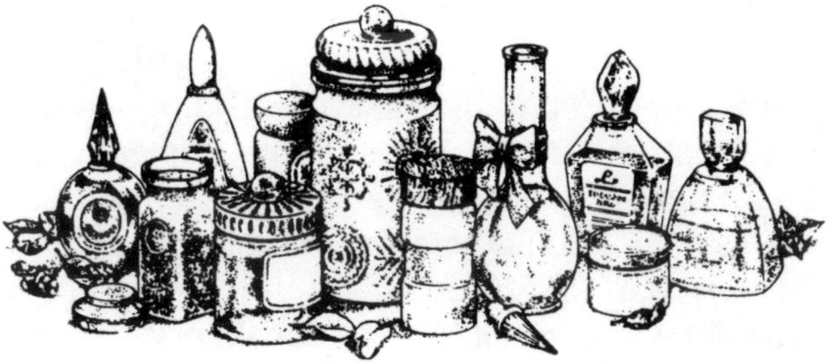

Was genau ist Aromatherapie?

Eine therapeutische Behandlung mit Hilfe von essentiellen Ölen und Massage ist eine wundervolle und luxuriöse Erfahrung. Es ist die einzige Behandlung, die wirklich Medikamente mit Körperarbeit und Handauflegen verbindet.

Aufgrund ihres einzigartigen Charakters, ihres Geruchs und ihrer heilenden Eigenschaften wirken die Öle sowohl psychisch als auch physisch. Sie können für die Gesundheit ebenso wie für die Schönheit verwendet werden, da sie die Ausgewogenheit wiederherstellen und die Selbstheilungskräfte des Körpers mobilisieren, wodurch sie das gute Aussehen des Benutzers und sein Gefühl des Wohlergehens fördern.

Obwohl die Aromatherapie viele Wehwehchen heilen kann, ist sie ursprünglich zur Vorbeugung gedacht und hier auch wirksamer denn als Heilmittel. Hippokrates sagte schon: »Ein aromatisches Bad und eine duftende Massage täglich sind der beste Weg zur Gesundheit.« Regelmäßig angewandt kann die Aromatherapie den Körper entspannt, ausgeglichen und harmonisch erhalten – der erste Schritt auf dem Wege zu guter Gesundheit. Anstatt sich ihr erst zuzuwenden, wenn Sie ausgelaugt, erschöpft und verspannt sind, sollten Sie den Gebrauch von Ölen in Ihr tägliches und wöchentliches Programm aufnehmen, damit Sie gar nicht erst in diesen Zustand kommen.

Wo liegen die Ursprünge der Aromatherapie?

Vielen von uns kommt es jetzt, im späten 20. Jahrhundert, so vor, als wäre die Aromatherapie eine neue Behandlungsform, die sich erst in den letzten zehn Jahren entwickelt hat. Dabei war der Nutzen von essentiellen Ölen schon vor Tausenden von Jahren in den alten Kulturen, in Ägypten, China, Griechenland, Rom, Indien und Arabien bekannt. Was damals und seither geschah, ist eine faszinierende Geschichte, die als solche ein eigenes Buch verdienen würde. Durch die Jahrhunderte hindurch gibt es in der Literatur und den schönen Künsten verschiedener Kulturen immer wieder Hinweise auf die aromatischen Öle, und doch halten auch heutzutage sehr viele Leute die Aromatherapie für nichts weiter ›als bloß eine weitere modische Laune‹.

Hinweise auf ihre Verwendung in Ägypten, zur Pflege, zu medizinischen Zwecken und zur Einbalsamierung finden sich bereits 4500 v. Chr. Spuren von Zedernholz, Klee, Muskat und Zimt fanden sich in den Bandagen, mit denen die Mumien umwickelt waren (wobei man darauf hinweisen sollte, daß nur die Pharaonen und Oberklassen-Mitglieder mumifiziert wurden, während alle anderen in einem kommunalen Grab endeten). 1922 fand man im Grab des Knaben-Königs Tutanchamun (1361-1352 v.Chr.) Vasen mit Duftölen. Es hieß, Cleopatra habe Antonius mit Hilfe ihrer Kenntnisse der aphrodisiakischen Wirkung einiger Öle verführt. Sie badete in Jasmin, der Boden ihrer Gemächer war mit einem Teppich aus Rosen übersät, und Blumengirlanden schmückten ihre Barke. Shakespeare beschrieb sie als »purpurn die Segel und so parfümiert, daß der Wind davon liebeskrank wurde«. Tatsächlich war es bei den ägyptischen Frauen allgemein üblich, aromatische Öle erst für ihre Bäder, dann für die Massage durch ihre Sklaven zu benutzen. In jenen Tagen hatte ägyptisches Parfüm denselben Ruf wie das französische Produkt heutzutage, obwohl die Düfte in alten Zeiten aus natürlichen Essenzen geschaffen wurden und nicht nur Wohlgeruch verbreiteten, sondern den Körper auch schützten. Heutzutage werden die meisten Parfüms synthetisch in Laboratorien hergestellt.

Hieroglyphen zeigen, wie die alten Ägypter zu verschiedenen Anlässen Öle verbrennen, manchmal für die Götter (Weihrauch für die Sonne, Myrrhe für den Mond) und dann wieder zu bestimmten Tageszeiten, um mancherlei Bedürfnissen gerecht zu werden, zum Beispiel Mut in Kriegszeiten zu schaffen oder Ruhe, wenn eine Situation Gelassenheit erforderte. Wir wissen heute, daß einige der Öle stimulierend oder kräftigend wirken (ideal zu Beginn des Tages, um uns darauf vorzubereiten, ›uns in die Schlacht zu stürzen‹), während andere die Macht haben, uns zu entspannen und zu beruhigen (am Abend oder zu Zeiten, in denen wir nur ruhig und still sein wollen). Die Ägypter mischten außerdem Öle gegen eine Vielfalt von Krankheiten.

Die traditionelle Ayurveda-Medizin aus Indien ist dreitausend Jahre alt, und einer ihrer wichtigsten Aspekte ist die aromatische Massage. Aromatische Kräuter und Hölzer werden verwendet, um Öle herzustellen, mit denen der Körper eingerieben wird. Auch im alten China war die Naturheilkunde die Regel, und im *The Yellow Emperor's Classic of Internal Medicine*, das um 2650 v.Chr. geschrieben wurde, finden sich Hinweise auf die Öle.

Der Einsatz aromatischer Öle breitete sich allmählich ins alte Griechenland und Rom aus. Wie es scheint, galten die Öle in jenen Tagen als kostbar und wurden hoch geschätzt; sie wurden Göttern und geachteten Gästen oder Gastgebern so dargebracht, wie wir heutzutage Wein, Blumen oder Pralinen mitbringen. Die Düfte fanden auch bei großen Festlichkeiten Verwendung. Bei den Spielen, die in Daphne abgehalten wurden, ließ ein König von Syrien, der von 175–164 v. Chr. regierte, eine Prozession schöner Jungfrauen goldene Schüsseln mit Parfüm tragen, aus denen die Zuschauer besprengt wurden; Tausenden von Ehrengästen wurde Lavendel-, Lilien-, Zimt- und Safranöl und zum Abschied Weihrauch und Myrrhe geschenkt.

Zur Zeit des Dichters Ovid, etwa um die Zeit Christi Geburt, gab es in Rom ebenso viele Duftläden wie in Griechenland. So gab es z. B. in Capra eine ganze Straße mit Geschäften, in denen feine Öle aus Ägypten verkauft wurden. Der römische Kaiser Nero war auch für seine Liebe zu schönen Düften bekannt und versteckte in seinem Palast Rohre, aus denen seine Gäste mit duftendem Parfüm besprüht wurden. Ein paar hundert Jahre später, im fünften und sechsten Jahrhundert vor Christi, wetteiferten die Griechen mit den Ägyptern um ihre duftende Extravaganz. »Jeder Gast trägt auf der Stirn eine geflochtene Blumenkrone. Aus einer schlanken Karaffe reicht ein williger Jüngling einem jeden ein kostbares Parfüm, während duftende Harze den Raum erfüllen.« Es war außerdem Brauch, Vogelflügel in Parfüm zu tränken und die Tiere dann herumfliegen zu lassen, wodurch die Luft von Duft erfüllt wurde.

Die alten Griechen und Römer verwendeten auch großzügig Rosen in Wein und aßen Gerichte, die mit Rosenwasser gewürzt waren (was heute dafür bekannt ist, die Verdauung zu fördern und sich heilend auf die Leber auszuwirken). Sie verwendeten die Öle sowohl zur Körperpflege als auch medizinisch. Der Arzt Marestheus erklärte, daß aromatische Blüten beruhigend wie auch anregend wirken. Wir wissen heute, daß das wahr ist: Jasmin zum Beispiel regt an, während Lavendel beruhigt.

Pedanios Dioskorides auf Sizilien verfaßte im 1. Jahrhundert n. Chr. eine Abhandlung über Kräutermedizin. Ein Abschnitt handelt von Aromen, und viele seiner Aussagen wurden durch moderne Untersuchungen bestätigt. Das allgemeine Motto könnte folgendermaßen zusammengefaßt werden: »Es gibt nichts Besseres für die Gesundheit, als dem Gehirn süße Düfte zuzuleiten.«

Das Wissen über die Öle, das im Laufe der Jahrtausende erworben wurde, verbreitete sich bis nach Arabien, wo im 11. Jahrhundert n. Chr. ein arabischer Arzt namens Avicenna (Ibn Sina) lebte, der die Destillation erfand, die wichtigste Methode, die auch heute noch angewandt wird, um die Öle zu extrahieren. Sein Werk *Canon medicinae* bezieht sich auf die Heilkraft der Öle. Avicenna empfahl Massage als Vorbereitung auf körperliche Tätigkeiten und als Belohnung danach. Auch soll Massage das Körpergewicht senken oder auch anheben und schließlich soll sie den Körper formen. Er schrieb: »Stärkende Abreibung produziert Ruhe. Ihr Ziel ist es, die fruchtlose Materie zu zerstreuen, die sich in den Muskeln gebildet hat und die nicht durch Sport vertrieben wurde. Sie veranlaßt die fruchtlose Materie, sich aufzulösen und vertreibt so die Müdigkeit. Eine solche Reibung ist sanft und zart und wird am besten mit Öl oder parfümiertem Balsam vorgenommen.« Wir wissen heute, daß eine Massage die Harn- und Milchsäuren aufbrechen kann, die sich beim Sport aufbauen. Die Massage wird noch unterstützt durch bestimmte harntreibende und entschlackende essentielle Öle.

Man vermutet, daß Kreuzritter die Öle und Düfte im Mittelalter mit zurück nach Europa brachten. Hier wurde parfümiertes Öl häufig benutzt, um den Geruch des ›Ungewaschenseins‹ zu überdecken. Es war Mode, den Saum eines Gewandes sowie die Handschuhränder zu parfümieren, um so die Nase von Körpergerüchen abzulenken, aber häufig wurden Öle und Kräuter auch zur Desinfizierung im Haus verteilt, also nicht nur aufgrund ihrer aromatischen Eigenschaften.

Als in Athen die Pest wütete, drängte Hippokrates das Volk, aromatisches Öl zu verbrennen, um sich zu schützen. Jahrhunderte später tat Charles II. in England dasselbe. Mit Knoblauch und Gewürznelken gespickte Ambrakugeln wurden um den Hals getragen, um Infektionen zu verhüten. Die Mediziner, die Pestkranke behandelten, pflegten lederne Schutzkleidung zu tragen, die aus einem Mantel, Handschuhen und einer Schnabelmaske bestand, die mit Gewürznelken, Zimt und anderen Gewürzen gefüllt war. Indem sie durch diesen Schnabel atmeten, hofften die Ärzte, gegen die Infektion immun zu bleiben. Schwämme wurden mit den gleichen Gewürzessenzen getränkt und unter die Nasen der Kranken gehalten. Neuzeitliche Forschungen haben gezeigt, daß diese Öle antibakteriell und virenabweisend sind – wobei Zimt und Gewürznelken sich als besonders wirksam erweisen, wenn es um das Abtöten von Typhus- und Cholera-Bakterien geht. Meister Alexis aus Piemont, ein Alchimist aus jenen Tagen, schrieb: »Um ein sehr gutes Mittel gegen die Pest herzustellen, muß man Mastix, Chypre, Weihrauch, Muskatblüte, Wermut, Myrrhe, Aloeholz, Moschus, Ambra, Muskatnuß, Myrte, Lorbeer, Rosmarin, Salbei, Rosen, Holunder, Gewürznelken, Wacholder und Terpentinharz nehmen. Das alles wird gestampft und vermischt und in einer Pfanne auf die Kohlen gestellt, um so die Kammer auszuräuchern.« Eine wirklich kräftige Mixtur, und ganz bestimmt stark und schützend.

Es ist interessant zu erfahren, daß gerade die wenigen Schiffe aus dem Osten, die Ratten samt ihren Flöhen mitbrachten und damit die Pest einschleppten, auch das Gegenmittel an Bord hatten – Gewürznelken und Zimt. Auch lohnt es sich, einmal darüber nachzudenken, daß die größte

Gruppe von Menschen, die den verheerenden Folgen der Seuche entging, die Parfümeure waren. Sie wurden nur selten krank, denn sie arbeiteten mit natürlichen Pflanzenstoffen, um Düfte herzustellen, und deren antiseptische Eigenschaften beschützten sie.

Im sechzehnten und siebzehnten Jahrhundert wurden einige Bücher über die Aromatherapie geschrieben. Man könnte wohl behaupten, daß die moderne Aromatherapie in Deutschland im sechzehnten und siebzehnten Jahrhundert ihren Anfang nahm und vierhundert Jahre benötigte, um ihren derzeitigen Stand zu erreichen. Hieronymus von Braunschweig verfaßte eine Anzahl von Büchern über die Destillation; sein letztes Werk, *New Volkomen Distillierbuch*, erschienen 1591, bezog sich auf fünfundzwanzig essentielle Öle. Ähnliche Bezüge werden von Conrad Gesner in *Thesaurus eronymi philiatri* hergestellt, das 1552 veröffentlicht wurde. J. J. Wecker schrieb 1616: »Parfüms sind gewiß eine Art der Medizin, die sich auf den Geist auswirkt und alle schlechten Gerüche und Infektionen in der Luft eliminiert, die uns umgibt.« Heutzutage wissen wir, daß Öle, z. B. von Eukalyptus, Viren daran hindern kann, sich zu verbreiten. Im siebzehnten Jahrhundert zeichnete Nicholas Culpepper in England den Gebrauch von Pflanzen auf. Er schrieb: »Das aus den Blättern und Blüten gezogene Öl ist von höchster Wirksamkeit bei allen Krankheiten des Gehirns; zwei bis drei Tropfen auf die Schläfen und Nasenlöcher reichen aus; bei inneren Krankheiten muß es mit Vorsicht angewandt werden, so, wie es der Fall erfordert, denn es hat eine sehr schnelle und durchschlagende Wirkung.«

Obwohl alle Kräuterkundler jener Zeit von den Ölen wußten und obwohl ihr Wissen von Generation zu Generation bis hinein ins achtzehnte Jahrhundert weitergegeben wurde, galt die Pflanzenkunde allmählich als altmodisch. Heilpflanzen wurden immer seltener eingesetzt und machten im Zuge der neuen chemischen Forschungen synthetisch hergestellten Mitteln Platz, was das Ende der Pflanzenessenzen zu bedeuten schien.

Doch gegen Ende des neunzehnten Jahrhunderts zeigte sich neu erwachtes Interesse an den heilenden Eigenschaften der Kräuter. William Whitlers Buch *Materia Medica* aus dem Jahre 1882 enthält Hinweise auf zweiundzwanzig Öle. Auch keimte Interesse an jenen Gebieten Frankreichs auf, in denen Blumen angebaut wurden. Denn die Arbeiter dort waren völlig frei von Erkrankungen der Atemwege zu einer Zeit, als die Tuberkulose weitverbreitet war. 1887 wurden die ersten Aufzeichnungen von Untersuchungen gemacht, die durchgeführt wurden, um festzustellen, ob die Öle antibakteriell wirkten. 1887 veröffentlichte Chamberland in Paris, 1888 Cadéac und Meunier ähnliche Studien, die zeigten, daß die Mikroorganismen von Drüsen- und Gelbfieber leicht durch essentielle Öle abgetötet werden konnten – wobei sich Zimt, Thymian, Lavendel und Wacholder als die wirksamsten erwiesen. Seither haben zahlreiche Experimente die Wirkung gegen Bakterien, Viren und Pilze demonstriert, aber der Haupttrend geht doch fort von pflanzlichen und hin zu chemischen und synthetischen Mitteln. Bei diesen Trends liegt die Betonung auf der Heilung, nicht auf der Vorbeugung, und so wurde das Muster der westlichen Medizin festgeschrieben: man behandelt die Symptome, anstatt sich die zugrunde liegenden Ursachen anzusehen.

In den zwanziger Jahren unseres Jahrhunderts zeigte das Werk von René Maurice Gattefossé, daß essentielle Öle die Haut durchdringen und über den Blutkreislauf und das Lymphsystem die inneren Organe erreichen können. Sein Buch *Aromathérapie* untersuchte die antimikrobischen Wirkungen der Öle. Seither wird die Arbeit mit aromatischen Ölen als ›Aromatherapie‹ bezeichnet.

In den fünfzig Jahren nach 1887 wurden hunderte von Artikeln in der Presse veröffentlicht. Mit Bezug auf die Aromatherapie sagte Gattefossé: »Wenn bei einer Therapie Aromen eingesetzt werden, so eröffnet diese Sphäre der Forschung denjenigen, die damit begonnen haben, sie zu erforschen, ungeahnte Perspektiven.« Es gibt eine berühmte Anekdote, wie er sich bei einer Explosion im Labor die Hand verletzte und sie in eine Schüssel mit Lavendelöl tauchte; jedermann war verblüfft zu sehen, wie schnell und glatt sie heilte. (Lavendel ist wohlbekannt als das beste Öl bei Verbrennungen, Schnitt- und anderen Wunden.)

Hier und dort erwachte wieder Interesse. So veröffentlichte Albert Couvneur 1939 ein Buch, in dem er detailliert die medizinische Anwendung der essentiellen Öle beschrieb, während Dr. H. Sztark – ein französischer Schulinspektor – auf die Idee kam, Öle im Klassenzimmer zu verdampfen, um so eine Ausbreitung von Krankheiten zu verhindern. In den zwanziger Jahren untersuchten in Italien Giovanni Gatti und Renato Cayola den psychotherapeutischen Wert von Ölen und ihre Auswirkung auf das Nervensystem. Das Ergebnis ihrer Tests zeigte an, daß die Öle positive Auswirkungen hatten.

Dann kam einer der großen Pioniere der Aromatherapie in diesem Jahrhundert: Dr. Jean Valnet, Militärarzt und Chirurg, der in den fünfziger Jahren im Indochina-Krieg im Einsatz war, wurde stark von dem beeinflußt, was Gattefossé herausgefunden hatte. Valnet benutzte die Öle nicht nur zur antiseptischen Wundbehandlung, sondern auch bei seiner psychiatrischen Arbeit mit geisteskranken Patienten. Nach dem Krieg setzte er seine Forschungen über die Auswirkung der Öle fort, und 1964 veröffentlichte er das Werk, das heute als Klassiker gilt: *Aroma-Therapie* (Heyne-Ratgeber Nr. 9075). Dann fing er an, sein Wissen an Ärzte weiterzugeben, die den medizinischen Wert von Ölen bei der inneren wie äußeren Anwendung lernen wollten. Dank seiner Arbeit ist die Aromatherapie heute in Frankreich und der Schweiz pharmakologisch anerkannt, und es gibt etwa 1500 Allgemeinmediziner, die die Öle zu medizinischen Zwecken verschreiben.

Zu der Zeit, als Valnet den medizinischen Wert der Öle untersuchte, konzentrierte sich Madame Marguérite Maury auf den kosmetischen Nutzen und die Auswirkung auf Stimmung und Gefühl. Als Alternative zur oralen Einnahme riet sie dazu, die mit Pflanzenöl verdünnten Öle äußerlich und für Massagen anzuwenden. Die Ergebnisse ihrer Arbeit wurden in ihrem Buch *The Secret of Life and Youth* veröffentlicht. Marguérite Maury steht in dem Ruf, diejenige gewesen zu sein, die die alte Kunst der Massage, kombiniert mit Ölen, wieder zum Leben erweckt hat. Später zog sie nach England, wo ihre Methoden und ihre Lehre von großem Einfluß waren.

In den 80er Jahren unseres Jahrhunderts erwachte in Großbritannien das Interesse an vielen sogenannten alternativen Methoden. Die Menschen suchen heute nach natürlichen Wegen im Umgang mit Streß und seinen Symptomen; sie versuchen gleichzeitig ein gesundes Leben zu führen durch Diät und Entspannung. Wieder einmal wenden die Menschen ihre Aufmerksamkeit der eigentlichen Ursache einer Krankheit zu, anstatt sich einfach auf Methoden zu konzentrieren, die nur Symptome vertreiben. Der Trend geht heute dahin, sicherzustellen, daß eine Krankheit gar nicht erst entstehen soll. Die Aromatherapie spielt hierbei eine große Rolle. Es gibt inzwischen zahlreiche Ärzte, die sie praktizieren, und einige Aromatherapie-Schulen. Selbst die Öle tauchen in immer mehr Geschäften auf, da die Nachfrage zunimmt; noch Mitte der achtziger Jahre war es sehr schwer, irgendwo Öle zu finden, abgesehen vielleicht von alternativen Läden, die im Ruf standen, ›Spinner‹ zu versorgen.

Und so geht die Geschichte weiter: Die Forschung wird vertieft, die Bemühungen um Anerkennung der Aromatherapie nehmen zu, und ich bin sicher, wir werden in Zukunft noch viel mehr von dieser faszinierenden und weitreichenden Behandlung hören.

Was sind Öle und woher kommen sie?

Öle kommen aus der Natur – aus Früchten, Blumen, Blättern, Rinde, Holz, Wurzeln, Gewürzen und Kräutern. So gibt zum Beispiel der Orangenbaum aus seiner Frucht Orangenöl, Petitgrainöl aus den Blättern und Neroliöl aus den Blüten. Alle drei Öle weisen unterschiedliche Düfte und verschiedenes Heilpotential auf.

Das Öl wurde als die Seele, der Lebenssaft, das Hormon der Pflanze beschrieben – im Grunde genommen also die Substanz, die ihr die eigenen, individuellen Eigenschaften verleiht. Da die Öle aus unterschiedlichen Teilen der Pflanze stammen, variieren sie in Farbe und Intensität; beispielsweise ist Benzoe aus dem Storax-Stamm dick, braun und harzähnlich, während Lavendel aus den Blüten leicht und transparent ist. Auch die Düfte unterscheiden sich – manche sind süß und blumig, andere holzig, und wieder andere riechen wie ein starkes Desinfektionsmittel. Interessanterweise werden sie zwar essentielle Öle genannt, sind aber weder ölig noch fettig. Tatsächlich sind sie ausgesprochen ätherisch. Versuchen Sie es, tropfen Sie ein wenig reines Lavendelöl auf ein Stück Löschpapier; er wird mit der Zeit vollständig verschwinden, ohne irgendeinen ›Öl‹-Fleck zu hinterlassen.

Alle Öle sind von Natur aus antiseptisch. Darüber hinaus sind einige antibiotisch, antibakteriell, entzündungshemmend, schleimlösend, harntreibend, krampflösend oder antineuralgisch; manche stimulieren (Toniken); andere beruhigen.

Die Öle haben eine extrem komplexe chemische Struktur und sind deshalb praktisch unmöglich künstlich herzustellen. Eukalyptus besteht zum Beispiel aus ungefähr 250 verschiedenen Bestandteilen. Indem sie die Sonnenenergie nutzt, ist die Pflanze in der Lage, hunderte von verschiedenen Verbindungen aus Luft, Wasser und der Erde herzustellen, in die sie gepflanzt ist. Viele dieser Bestandteile sind sehr einfach, wie Sauerstoff, aber die resultierenden Verbindungen sind häufig ausgesprochen komplex. Man faßt sie in acht Hauptkategorien zusammen: Säuren, Alkohole, Aldehyde, Ketone, Ester, Phenole, Terpene und Sequilepere. Die einzigartige Mischung in jeder Pflanze verleiht ihr ihren Duft und ihre therapeutischen Eigenschaften.

Die Pflanzen werden alle zu unterschiedlichen Tages- und Jahreszeiten gesammelt. Pfefferöl wird aus unreifen Beeren extrahiert, Korianderöl erst, wenn die Frucht reif ist. Jasminblüten werden nachts gepflückt und ehe die Blüte einen Tag alt ist. Ehe man Öle aus Sandelholz gewinnen kann, muß der Baum dreißig Jahre alt und fast zehn Meter hoch sein. Die Reinheit und der Duft können von verschiedenen Faktoren abhängen, als da sind Wetter, Ernte und Tageszeit des Pflükkens. Öl, das aus Pflanzen gewonnen wird, die z. B. in einem geschützten Tal wachsen, ist wahrscheinlich von besserer Qualität als das, welches aus Pflanzen stammt, die in verschmutzter Atmosphäre heranwachsen.

Wie werden die Öle aus den Pflanzen gewonnen?

Destillation: Dies ist die häufigste Methode. In einem Vakuum oder unter Druck wird Dampf über die Blätter oder Blüten geleitet, so daß die Öle verdunsten. Wenn der Dampf abkühlt, setzen sich die Öle ab. Da sie nicht wasserlöslich sind, sondern sie sich ab und können leicht aufgefangen werden.

Enfleurage: Diese Methode wird häufig bei den qualitativ hochwertigeren Ölen wie Rose und Jasmin angewendet. Die Blumen werden auf Tabletts ausgebreitet, die mit Fett oder Öl bedeckt sind. So beläßt man sie, bis das Fett mit dem Duft gesättigt ist, was zwischen sechs und zweiundsiebzig Stunden dauern kann. Danach wird der Vorgang wiederholt. Das Öl wird gewonnen, wenn die aromatischen Substanzen mit Hilfe eines Lösungsmittels vom Fett getrennt und dann gereinigt werden. Das Öl, das auf diese Weise gewonnen wird, ist für gewöhnlich von besserer Qualität und teurer.

Pressen: Einfaches Pressen wird häufig bei Zitrusfrüchten angewandt, wenn man Öl aus ihrer Schale pressen will. Die meisten Hersteller verwenden heutzutage Maschinen anstelle der Handpressung.

Auflösen: Hierbei handelt es sich um einen komplizierten Prozeß, der die Verwendung von Lösungsmitteln wie Alkohol oder Petroleumäther erfordert, um das Öl aufzulösen, ferner mehrere Stufen des Erhitzens, Abkühlens und Filterns. Die Methode findet häufig Anwendung bei Harzen und Gummis, eignet sich aber besser für die Parfümindustrie, da es schwierig ist, alle Spuren der Lösungsmittel zu entfernen und das Öl somit nicht immer so rein ist wie jenes, welches durch andere Methoden gewonnen wird.

Wie wirken die Öle tatsächlich?

Sie wirken auf zwei Arten, wobei die erste mit dem Geruch zu tun hat. Unser Geruchssinn ist zehntausend Mal ausgeprägter als unser Geschmackssinn. Denken Sie einmal an Ihre letzte Erkältung, als Ihre Nase verstopft war. Ging nicht Ihr Geschmackssinn zusammen mit Ihrem Geruchssinn verloren? Das kommt, weil wir riechen, wenn wir essen.

Hinter dem Nasenbein befindet sich die Region des Geruchssinns. Von hier aus verläuft der Geruchsnerv (Nervus olfactorius) abwärts bis in die Nasenhöhle; winzige Haare ragen aus dem Geruchsnervenzellen heraus und werden von Gerüchen stimuliert. Dann kehrt sich der Prozeß um – von den Zellen (von denen es in der Nase fünf Millionen gibt) – in die Region – und über den Geruchsnerv weiter in die Nasennebenhöhlen. Der Geruchsnerv ist mit dem limbischen System verbunden, das auch über andere Drüsen und das Hormonsystem herrscht.

Das heißt nichts weiter, als daß alles, was wir riechen, sich augenblicklich auf unser autonomes Nerven- und auf unser Hormonsystem auswirkt. Diese Systeme herrschen über Furcht, Wut, Herzschlag, Erinnerung und Reaktion auf Streß. Somit ist unser Geruchssinn von enormer Bedeutung für uns – und wird doch häufig übersehen. Ein Rosengarten in voller Blüte, der schwere Duft von Jasmin bei Nacht können die Sinne besänftigen und anheben, so, wie Benzingestank, Parkplätze und Müll Übelkeit in uns hervorrufen können. Einige Ärzte erklären sogar, daß ein gesunder Mensch frisch und sauber riecht, während kranke Menschen säuerlich riechen, ein Geruch, der uns verrät, daß etwas nicht in Ordnung ist. Die Aromatherapie hat die Bedeutung des Geruchs erkannt und setzt sie ein. Die Öle haben alle einen anderen Duft: einige riechen nach Medizin oder Menthol, andere besänftigend, wieder andere blumig und eine weitere Gruppe erfrischend. Es gibt keinen Zweifel daran, daß die Menschen von den verschiedenen Düften beeinflußt werden, ob sie nun an die Macht des Aromas glauben oder nicht. Wie oft kommt es vor, daß der Anflug eines Parfüms oder der Duft eines bestimmten Gerichts einen Ort, Zeitpunkt oder Menschen mit absoluter Klarheit vor unserem inneren Auge auftauchen läßt? Der Duft verschiedener essentieller Öle kann durchaus verschiedene Reaktionen und Geisteszustände hervorrufen, von Beruhigung bis zur Wiederbelebung. So kann Lavendel zum Beispiel beruhigen, Rosmarin beleben, Rosenduft das Gleichgewicht wiederherstellen und Basilikum den Kopf frei machen.

Die Öle wirken auch noch auf eine zweite Art, indem sie in den Blutkreislauf eindringen: bei Inhalation über die Lunge, bei Bädern, Massagen und Umschlägen über die Haut. Da das Blut zirkuliert, wird das Öl zu allen Organen transportiert, die davon profitieren, daß das Öl sie durchläuft. Die Ölmoleküle sind klein genug, um von der Haut absorbiert zu werden. Einige Öle entwickeln eine besondere Affinität zu einem bestimmten Organ und werden dort abgelagert, wenn sie dieses Organ erreichen. So, wie der Körper Vitamine und Mineralstoffe nutzt, nehmen die Organe oder Drüsen, die Hilfe nötig haben, selektiv das passende Öl auf. Alles, was übrigbleibt, wird auf normalem Wege ausgeschieden – über die Ausatmung, über Schweiß, Urin und Fäkalien.

Die Öle verbleiben einige Stunden im Körper und lösen einen Heilungsprozeß aus, der tagelang anhalten kann. Vielleicht ist das der Grund dafür, daß so viele Menschen am Tag nach einer Behandlung mit Aromatherapie behaupten, sie würden sich besser und lebendiger fühlen.

Wie können die Öle helfen?

Die Vorteile sind zahlreich und vielfältig. Heutzutage versteht man unter guter Gesundheit die Kombination der Ausgewogenheit von Geist, Körper und Seele. Steht der Geist unter Druck, so kann sich dies auf den Körper auswirken, zum Beispiel mit Kopfschmerzen, Magengeschwüren oder Schlaflosigkeit; ist man deprimiert, so kann auch das den Körper beeinflussen – sehen Sie sich nur einmal die Haltung eines Menschen an, der unglücklich, erschöpft oder deprimiert ist.

Die Aromatherapie ist eine Behandlung, bei der sich sowohl der Körper als auch der Geist entspannen. Sie kann zu gesteigerter Vitalität, zu einer besseren Haut und Durchblutung führen, aber ebenso auch ein gestärktes Immunsystem und ein allgemeines Gefühl des Wohlbefindens nach sich ziehen.

Hippokrates sagte: »Es gibt in der Natur für jede Krankheit ein Heilmittel.« Dies ist bestimmt richtig, was die Öle und die Art angeht, in der sie angewendet werden. In der Medizin können sie bei akuten und chronischen Krankheiten eingesetzt werden, können aber auch die Fähigkeiten des Körpers steigern, mit Streß umzugehen; auch können sie aufgrund der in ihnen vorhandenen natürlichen antiseptischen Eigenschaften Infektionsgefahr vorbeugen. Sie können eingesetzt werden, um das Nervensystem anzuregen oder zu beruhigen; einige schützen den Körper vor Krankheiten; andere beschleunigen die Wundheilung; einige helfen, den Körper zu entgiften; wieder andere wirken mit ihren antibiotischen und antiviralen Eigenschaften gegen Viren- und Pilzinfektionen.

Kapitel 9 besteht aus einem Index von Krankheiten, Körperzuständen und geringfügigen Beschwerden, die mit den

Ölen behandelt werden können. Das reicht von durch Streß hervorgerufenen Problemen bis zur Hautpflege, von Frauenleiden bis zu Erkältungen, Grippe und Schnupfen.

Wie verwendet man die Öle und wie trägt man sie auf?

Es gibt fünf Hauptarten: Massage, aromatische Bäder, Inhalation, Kompressen und Verdunstung.

Massage: Die häufigste Art der Anwendung der Öle ist das Auftragen bei der Massage, da hier das Öl durch den Hautkontakt überall in den Körper eindringen kann. Es handelt sich um eine ausgesprochen entspannende und beruhigende Erfahrung. Wenn Sie die Öle zur Massage benutzen wollen, sollten Sie sie immer in einem Öl auf Pflanzenbasis auflösen. Und zwar deshalb, weil sie in ihrer unverdünnten Form extrem hoch konzentriert sind und so stechen oder brennen oder ernste Hautreizungen hervorrufen können, wenn sie direkt auf die Haut aufgetragen werden. Es gibt verschiedene Arten von Massage: die schwedische Bewegungsbehandlung, die Akupressur und Shiatsu sind nur ein paar Beispiele. Welche der verschiedenen Methoden der Aromatherapeut wählt oder ob er sie alle miteinander kombiniert, hängt davon ab, an welcher Schule er ausgebildet wurde.

Um den größtmöglichen Vorteil aus den Ölen zu ziehen, sollte man sie am besten sechs bis acht Stunden einwirken lassen, damit sie vollkommen absorbiert werden können. Es ist deshalb günstiger, vor einer Behandlung zu baden, anstatt anschließend.

Aromatische Bäder: Die Nervenenden der Haut sind eine Erweiterung der Hirnrinde, dem Bereich, der für die Gefühle von Wohlbefinden und Zufriedenheit ebenso verantwortlich ist wie für Appetit, Durst und Sexualverhalten. Das Schwelgen in einem duftenden Bad, dem ein paar Tropfen essentielles Öl hinzugefügt worden sind, kann beruhigen und beleben.

Inhalation: Diese Methode ist besonders nützlich bei Erkältungen, Grippe oder jedem Leiden, das Schleim in der Nase, der Brust oder den Nebenhöhlen mit sich bringt. Fügen Sie einfach ein paar Tropfen des entsprechenden Öls einer Schale mit kochendem Wasser hinzu; wenn das Wasser ein wenig abgekühlt ist, inhalieren Sie die Dämpfe. Alternativ können Sie einige wenige Tropfen Öl auf ein Taschentuch träufeln und den Duft einatmen, wann immer Sie wünschen.

Kompressen: Diese Methode wirkt angenehm beruhigend bei Schmerzen und Krämpfen. Eine Kompresse kann aus einem Stück Baumwollgaze oder einem Taschentuch gemacht werden. Füllen Sie eine Schüssel mit heißem Wasser, fügen Sie einige Tropfen Öl hinzu, tauchen Sie den Stoff in die Flüssigkeit und legen Sie ihn auf die betreffenden Bereiche, die dann zusätzlich noch mit vorgewärmten Tüchern bedeckt werden können. Die Kompresse kann zehn bis fünfzehn Minuten angelegt bleiben und kann heiß oder kalt sein, je nachdem, was erforderlich ist. Wärme ist der Absorbierung zuträglich und kann sehr beruhigend wirken.

Verdunstung: Die Öle können eingesetzt werden, um einen Raum auf verschiedene Arten zu parfümieren oder zu desinfizieren:

1. Geben Sie ein paar Tropfen auf eine Glühbirne. Die Hitze wird den Duft auslösen.

2. Geben Sie ein paar Tropfen auf einen Heizkörper oder in eine Schüssel mit Wasser in die Nähe eines Heizkörpers. Das kann dazu beitragen, daß Sie nachts schlafen können oder daß sie einen klaren Kopf bekommen, je nachdem, welches Öl Sie wählen.
3. In manchen Läden werden inzwischen Duftlampen verkauft, mit einer kleinen Schale oben und einer Kerze, die darunter angebrannt wird.
4. Das Öl kann einer Wassersprühflasche beigemischt und im Zimmer versprüht werden.

Wie lange halten die Öle?

Wenn Sie Ihre Öle einmal gekauft haben, gibt es einiges zu beachten, damit sie so lange wie möglich halten.

1. Sie können sie an einem kühlen, lichtgeschützten Ort aufbewahren. Sie können den Kühlschrank benutzen, aber in diesem Fall können die Öle eindicken und lassen sich nicht leicht ausgießen, ehe sie erwärmt worden sind. Das läßt sich einfach dadurch beheben, daß Sie sie ein paar Minuten in der Hand halten.
2. Die Öle sollen in dunklen *Glas*flaschen aufbewahrt werden. Eine Bekannte von mir füllte etwas Sandelholz in einen Plastikbehälter, tat ihn in ihre Handtasche und ging dann auf eine lange Bahnreise. Als sie wieder heimkam, war das Sandelholz durch das Plastikmaterial gesickert und hatte sich überall in ihrer Handtasche ausgebreitet. Die Öle sind ausgesprochen potente Substanzen, die sich durch Kunststoff hindurchfressen.
3. Etikettieren Sie die Flaschen gut. Zu Anfang, ehe Sie die verschiedenen Düfte anhand ihres Geruchs unterschei-

den können, kann man die Flaschen leicht verwechseln. Denken Sie daran, daß die Flaschen fettig werden und die Etiketten dann abfallen können. Reinigen Sie Ihre Flaschen regelmäßig und verwenden Sie gutleserliche Etiketten, damit Sie nicht irgendwann an einer Flasche schnuppern und denken: »Himmel, was ist *das* denn bloß?«

4. Die Öle verändern sich unter der Einwirkung von Licht, Wärme, Sauerstoff und Feuchtigkeit. Entfernen Sie also immer die oberste Schicht, um die Qualität zu erhalten. Bei richtiger Aufbewahrung halten die meisten Öle bis zu einem Jahr. Für gewöhnlich erkennt man, wenn sie ›umgekippt‹ sind, weil sie dann ranzig riechen.

Wie mischt man die Öle?

Das Mischen der Öle ist eine Kunst für sich. Zu Beginn, wenn Sie experimentieren, werden Sie sich dabei ertappen, daß Sie einige seltsame Mixturen erfinden, und wenn sie auch vielleicht therapeutisch in Ordnung sind, so können sie doch recht merkwürdig riechen. Ausgiebiges Herumprobieren und eine empfindliche Nase sollten jedoch die richtigen Ergebnisse hervorbringen.

Manchmal ist ein einziges Öl völlig ausreichend, also denken Sie bitte nicht, Sie müßten eine Mischung herstellen. Wenn Sie es jedoch tun, verwenden Sie nicht mehr als drei Öle (mehrere würden ihren Körper verwirren und die guten Effekte zunichte machen). Vergessen Sie nicht, daß sich die Öle nur in Öl oder Alkohol auflösen.

Die unten angegebenen Mengen sind Annäherungswerte, da jeder Fall anders ist. Sie sind als Richtlinie für den sicheren Gebrauch gedacht und sind in Ordnung, wenn Sie keine größeren Mengen verwenden, außer auf ausdrücklichen Rat eines Arztes.

Für Kinder gilt immer die halbe Menge, da sie sensibler auf die Öle reagieren als Erwachsene.

Zur Massage: Wie bereits erwähnt, kann das Öl in seiner konzentrierten Form stechen oder brennen, wenn es direkt auf die Haut aufgetragen wird. Deshalb ist das erste, was Sie zur Massage benötigen, ein ›Trägeröl‹ zur Verdünnung. Verwenden Sie lieber ein Pflanzenöl anstelle von Baby-Öl oder einem Öl, das Lanolin enthält; Pflanzenöl durchdringt die Haut am besten, während Lanolin nicht absorbiert wird und bei empfindlicher Haut manchmal sogar Reizungen hervorruft. Versuchen Sie es mit einem Pflanzenöl, das pur, kaltgepreßt und nicht raffiniert ist. Beispiele hierfür sind Weizenkeim- (sehr fett, aber gut bei trockener Haut), Aprikosen- und Pfirsichkern- (beide leicht und deshalb eine gute Wahl fürs Gesicht), Jojoba-, Avocado- (gut für trockene Haut), Mandel-, Traubenkern- (ausgezeichnet, da es leicht ist und gut absorbiert wird), Sonnenblumen-, Soja- und Olivenöl (wenngleich manche Menschen den Geruch von Olivenöl nicht mögen). Diese Öle sind in fast allen guten Reformhäusern oder Kosmetikgeschäften erhältlich. Wenn Sie ein Massageöl kaufen, das aus mehreren verschiedenen Ölen gemischt worden ist, dann prüfen Sie aus obengenannten Gründen, ob nicht eine der Komponenten Lanolin ist.

Geben Sie das Quantum Pflanzenöl, das ausreicht, Ihren ganzen Körper zu bedecken, in ein kleines Gefäß (natürlich ist dies von Größe zu Größe und von Haut zu Haut verschieden, aber normalerweise handelt es sich um 1 EL Trägeröl). Für gewöhnlich reichen vier bis sechs Tropfen eines essentiellen Öls auf ein pflanzliches Basisöl für eine Massage aus. Bei einer Mischung aus drei essentiellen Ölen fügen Sie also zwei Tropfen von jedem dem Basisöl hinzu. Für eine Mischung aus zwei essentiellen Ölen, fügen Sie drei Tropfen von jedem dem Basisöl hinzu. Und bei einem einzigen essentiellen Öl nehmen Sie vier bis sechs Tropfen zum Basisöl.

Das erscheint nicht viel, aber glauben Sie mir – es ist genug. Neueste Studien über die Potenz der Öle haben gezeigt, daß ein einziger Tropfen Galbanum auf einen Swimming-pool von olympischer Größe durch ein leicht erdiges Aroma entdeckt werden konnte! Es stimmt nicht, daß die Behandlung wirksamer ist, je mehr Öl Sie benutzen. Im Gegenteil, manchmal ist sie um so wirksamer, je *weniger* Sie benutzen. Beispielsweise kann zuviel Pfefferminzöl Reizungen verursachen, bei richtiger Dosierung verschafft es Erleichterung.

Für Bäder: Für gewöhnlich sind bei einer durchschnittlich großen Badewanne vier bis sechs Tropfen essentiellen Öls ausreichend.

Zur Inhalation: Vier bis fünf Tropfen in heißem Wasser reichen aus.

Für Kompressen: Die Menge an Öl, die für Kompressen benötigt wird, hängt natürlich von dem zu bedeckenden Bereich ab. Als Richtlinie: sechs bis acht Tropfen, aufgelöst in der Wassermenge, in den die Kompresse eingeweicht wird, sind für gewöhnlich genug.

Für einen angenehmen Duft: Ein Duft hat drei Noten: Kopf-, Herz- und Basisnote. Die Kopfnote ist das erste, was Sie bemerken, und sie ist am süßesten und erhebendsten. Aber sie verfliegt auch am schnellsten wieder. Die Herznote ist bescheidener, während die Basisnote die schwerste ist und am längsten haftet. Sie kann kräftige Kopfnoten zurückhalten und wirkt häufig stark beruhigend. Eine Kombination aus den dreien ergibt meistens eine gute Mischung, denn ein Zuviel an Kopfnote kann leicht zu intensiv sein und zu Kopf steigen, während ein Zuviel an Basisnote eher stechend ausfällt.

Manche Öle, wie beispielsweise Pfefferminz oder Gewürznelke können eine Mischung total erschlagen. Limone und Lavendel sind gut geeignet, um ›Aroma-Unheil‹ wieder zu neutralisieren.

Gewürze mischen sich immer gut mit Gewürzen, Früchte mit Früchten und Blumen mit Blumen, aber eine Beschränkung auf diese Kombinationen würde das Duftpotential zu sehr eingrenzen. Manchmal, wenn sich Menschen nicht wohl fühlen, können sie sich intuitiv zu einem Öl hingezogen fühlen, das ihnen über ihre Krankheit hinweghilft. Wenn sie sich wieder erholt haben, erscheint ihnen der Duft dieses bestimmten Öls vielleicht nicht mehr so attraktiv, weil sich ihre Bedürfnisse geändert haben. Eine Möglichkeit, das richtige Öl auszuwählen, besteht also darin, die zu behandelnde Person das Aroma von einigen Ölen prüfen und dann dasjenige auswählen zu lassen, welches ihr zu diesem Zeitpunkt am meisten zusagt. Dabei darf man natürlich die therapeutischen Eigenschaften nicht außer acht lassen. Das Aroma ist ein wesentlicher Teil der Behandlung, und wenn jemand einen bestimmten Geruch nicht mag, dann läßt sich häufig ein anderes Öl mit ähnlichen Eigenschaften, aber einem anderen Duft finden.

Die richtige Auflösung ist wichtig. In konzentrierter Form können die Öle übermächtig sein, dagegen wundervoll in der richtigen Verdünnung. Normalerweise reicht ein Tropfen auf 10 bis 20 ml Basisöl, um ein typisches Aroma zu erzielen.

Kann ich die Öle einnehmen?

Dies gilt als normale Methode bei vielen Aromatherapeuten in Frankreich, wo Therapeuten gründlich ausgebildet werden; in Großbritannien jedoch sind sich viele Aromatherapeuten nicht so sicher und warnen vor möglichen Reaktionen. Die falsche Menge kann eine schädliche Wirkung haben und die Magenschleimhaut reizen oder schädigen.

Tatsächlich ist die orale Methode in den meisten Fällen nicht notwendig, da die Massage völlig ausreichend ist, um das Öl in den Kreislauf einzubringen. Ob oral oder durch Massage verabreicht, dieselbe Menge von essentiellem Öl findet ihren Weg in den Blutkreislauf – auch wenn einige Ärzte argumentieren, daß die orale Methode besonders gut geeignet ist bei Verdauungs- und Blasenbeschwerden.

Ich würde niemandem raten, die Öle oral einzunehmen, wenn ihm dies nicht von einem qualifizierten Aromatherapeuten verordnet worden ist.

Gibt es irgendwelche Gefahren, gibt es Zeiten, zu denen die Öle nicht verwendet werden sollten?

Wie bereits früher erwähnt, sollte man die Öle nicht in ihrer konzentrierten Form direkt auf den Körper auftragen, weil sie die Haut reizen können. Ich weiß von einer Dame, die gelesen hatte, daß Eukalyptusöl gut sei, um die Nebenhöhlen zu reinigen. Deshalb trug sie es großzügig auf ihr Gesicht auf. Es brannte, und schließlich erschienen rote Flecken, die tagelang anhielten. Hätte sie einige wenige Tropfen in heißes Wasser gegeben und die Dämpfe inhaliert, hätte sie weit bessere Ergebnisse erzielt.

Bringen Sie die Öle niemals in die Augen oder auf die sie umgebende empfindliche Haut.

Die folgenden Öle sollten gemieden werden, da sie den Körper ernsthaft beeinträchtigen können: Thuja, Senf, Beifuß, Poleiminze (Flohkraut) und Sassafrasöl. Sie sind aber auch nicht frei verkäuflich.

Gewisse Öle – Salbei, Zimt, Gewürznelke, Ingwer und Pfefferminz – können die Haut sogar als Badezusatz irritieren. Die folgenden sollten ebenfalls von Menschen mit besonders empfindlicher Haut besser gemieden werden: die Öle von Basilikum, Fenchel, Citronellöl, Rosmarin und Verbene. Wenn Sie wissen, daß Ihre Haut empfindlich ist, dann sollten Sie mit einem Viertel der empfohlenen Menge beginnen und von da aus langsam aufbauen, wobei Sie die ganze Zeit über auf irgendwelche Reaktionen achten.

Während einer Schwangerschaft sind Öle von Basilikum, Gewürznelke, Flohkraut, Ysop, Myrrhe, Zypresse, Zimt, Thymian, Origano, Jasmin, Rose, Majoran, Wacholder und Salbei zu meiden (s. auch Kapitel 5). Außerdem sollten in den ersten drei Monaten Fenchel, Pfefferminz und Rosmarin gemieden werden.

Menschen, die an Epilepsie leiden, sollten Salbei-, Fenchel-, Ysop-, Wermut- und Rosmarin-Öl meiden. Sie alle könnten zu einem Anfall führen, wenn die falsche Menge verwendet wird.

Die Öle sollten nicht verwendet werden, wenn Sie ernste Beschwerden haben. Versuchen Sie gar nicht erst, eine Selbstdiagnose zu stellen, und glauben Sie auch nicht, daß die Sache von allein vergehen wird. Suchen Sie professionelle Hilfe, und sehen Sie dann, ob die Aromatherapie Teil Ihres Erholungsprogramms sein kann. Aromatherapeuten sind keine Ärzte.

Lassen Sie sich nicht behandeln, wenn Sie an Meningitis,

Hepatitis, an der Parkinsonschen Krankheit, an Diphterie oder Krebs leiden, außer von einem Arzt, der eine klare Vorstellung von der Wirkung der Aromatherapie hat.

Wenn Sie homöophatische Medikamente einnehmen, prüfen Sie mit Ihrem Homöophaten, ob Sie die Öle benutzen können, da einige von ihnen die Wirkung homöopathischer Mittel beeinträchtigen.

Woher bekomme ich die Öle?

Damit Sie sicher sein können, nur die besten und reinsten Öle zu bekommen, sollten Sie bei einem etablierten, empfohlenen Lieferanten kaufen, anstatt sich anderswo ein Sonderangebot zu besorgen. Als Alternative können Sie auch ortsansässige Aromatherapeuten um Rat fragen, da diese nur mit Lieferanten zusammenarbeiten werden, für die sie garantieren können.

Da die Aromatherapie immer populärer wird, zweifle ich nicht daran, daß viele Öle als ›Aromatherapie-Öle‹ oder als ›essentielle‹ Öle verkauft werden. Doch bei näherer Untersuchung wird man feststellen, daß die Flasche nur ein paar Tropfen des tatsächlichen aromatherapeutischen Öls enthält, die mit verschiedenen Lösungsmitteln gemischt sind.

Der Preis ist für gewöhnlich ein guter Anhaltspunkt. Wenn beispielsweise Rosen- oder Neroli-Öle zum selben Preis verkauft werden wie Lavendelöl, dann wissen Sie, daß es sich nicht um reines Öl handelt. Rose, Jasmin und Neroli sind immer die teuersten – manchmal sechs- bis siebenmal teurer als die Öle, die einfacher zu gewinnen sind. So ergeben beispielsweise 100 kg Rosen nur 1/2 Liter Öl, wohingegen 100 kg Eukalyptus 10 Liter Öl ergeben können. Die Preise können (wie auch Reinheit und Geruch) von Jahr zu Jahr differieren, denn Ursprungsland, Wetter und Pflückzeit müssen berücksichtigt werden. So kostet zum Beispiel Sandelholz aus Maisor doppelt so viel wie das aus Australien (und ist normalerweise viel besser), und Jasmin aus Marokko ist oftmals besser und teurer als chinesischer. Genau wie bei der Wahl eines guten Weines kann es nicht schaden, einen Experten zu Rate zu ziehen; ein guter Händler wird über das Auf und Ab und die verschiedenen Jahreszeiten Bescheid wissen, die sich bei der Qualität des Öls bemerkbar machen.

Ein weiterer guter Tip ist es, sich mit der Preisliste eines garantiert guten Händlers vertraut zu machen. Nehmen Sie diese als Richtlinie, wenn Sie einkaufen. Wenn Sie feststellen, daß Weihrauch billiger ist als Lavendel, während er auf Ihrer Preisliste dreimal so teuer ist, dann wissen Sie, daß etwas im Busch ist.

Wenn Sie mit den Ölen vertrauter werden, zeigt sich ein weiteres Merkmal ganz von allein, und das ist die Farbe (dunkel oder transparent) und auch der Geruch. Je mehr Sie mit den Ölen arbeiten, desto sensibler wird Ihr Geruchssinn werden, und schon bald werden Sie in der Lage sein, ein qualitativ hochwertiges Öl von einer einfacheren Art allein durch Schnuppern zu unterscheiden.

Die Aromatherapie wird als holistische Behandlung bezeichnet: Was bedeutet das?

Der Ausdruck ›holistisch‹ stammt vom griechischen *holos*, was soviel bedeutet wie ›ganz‹. Eine holistische Behandlung umfaßt den ganzen Menschen, nicht nur den verletzten oder erkrankten Teil. Ein holistisch, ganzheitlich arbeitender Mediziner wird sich mit den Lebensgewohnheiten, der Ernährungsweise, der Krankheitsgeschichte, dem seelischen, geistigen und emotionalen Befinden des Patienten befassen, ehe er mit einer Behandlung beginnt. Nach Plato sollte man »nicht versuchen, den Teil zu heilen, ohne das Ganze zu behandeln«. Ein ganzheitlich arbeitender Mediziner wird nach der Wurzel der Beschwerde suchen und diese behandeln, damit das Symptom nicht nur verschwindet, sondern auch nicht wiederkommt.

Wenn Sie zum Beispiel Kopfschmerzen haben, können Sie entweder eine Tablette schlucken oder sich fragen, warum Sie überhaupt Kopfschmerzen bekommen haben – war es Streß (geistig), oder sind es körperliche Ursachen (vielleicht verspannte Schultern und eine verspannte Nackenpartie vom Tragen schwerer Einkaufstaschen oder von schlechter Haltung herrührend)? Vielleicht lag der Grund auch in der Ernährung – eine Allergie auf Gifte im Körper; manchen Menschen verursachen zum Beispiel Zucker und Kaffee Kopfschmerzen. Wenn die Ursache entdeckt wird, kann die Erholung von Dauer sein; aber wenn nur das Symptom behandelt wird, dann ist die Erleichterung nur vorübergehend.

Auch wenn die holistische Annäherung an eine Krankheit nicht immer die kürzeste Behandlungszeit verspricht, so ist sie doch die gründlichste und günstigste. Die Menschen führen heutzutage häufig ein sehr schnelles Leben, besonders in den Großstädten, und sie wünschen schnelle Lösungen für ihre Gebrechen. Tatsächlich können Medikamente (auch wenn sie manchmal starke Nebenwirkungen haben) sehr wirkungsvoll sein, wenn der Schmerz unerträglich wird, aber Vorbeugung ist immer noch die beste Methode.

In früheren Zeiten haben die Menschen einen Arzt aufgesucht, wenn es ihnen gutging und sie ihren Körper in Ausgewogenheit und Harmonie erhalten wollten. Wenn sie krank wurden und der Arzt dies nicht vorhergesehen hatte, dann bezahlten sie die Rechnung nicht. Auf ähnliche Weise wäre auch die holistische Behandlung heutzutage dann am besten, wenn sie regelmäßig durchgeführt werden würde. So würde der Körper immer im bestmöglichen Zustand erhalten, und geringfügige Beschwerden würden niemals zu einer großen Sache heranwachsen können.

Wie kann ich einen Aromatherapeuten finden, und was erwartet mich, wenn ich eine Aromatherapie vornehmen lasse?

Manche behaupten von sich, Aromatherapeuten zu sein, ohne die entsprechende Ausbildung erhalten zu haben. Kenntnisse in Massage und in einigen wenigen der essentiellen Öle sind nicht ausreichend. Aber keine Angst; inzwischen gibt es verschiedene Schulen zur Aromatherapie, die eine gründliche und fortschrittliche Ausbildung bieten.

Aromatherapeuten, die dieselbe Ausbildung durchlaufen haben, können dennoch auf sehr unterschiedliche Weise behandeln. Manche sind sehr sanft, während andere mehr in die Tiefe gehen. Manche qualifizieren sich in anderen Bereichen der Körperarbeit, wie beispielsweise dem Shiatsu, der Reflexzonentherapie oder der Polaritätstherapie als Ausweitung ihrer Arbeit. Es ist wichtig, daß Sie sich mit Ihrem Arzt als Mensch ebenso wohl fühlen wie mit der ihm eigenen Berührung. Konsultieren Sie verschiedene Therapeuten, ehe Sie sich für einen entscheiden, zu dem sie Vertrauen haben. Wird er von Leuten empfohlen, die Sie kennen, so ist das ein gutes Zeichen.

Ein ausgebildeter Aromatherapeut wird immer für jeden

einzelnen Patienten seine ganz individuelle Mischung zusammenstellen. Einige Praxen, die behaupten, Aromatherapie zu praktizieren, kaufen fertige Mischungen (eine für Zellulitis, eine zum Entspannen, eine zum Beleben usw.); wenngleich diese Institute eine angenehme Massage mit den Ölen verabreichen, so können sie doch nicht behaupten, eine Mischung zusammengestellt zu haben, die speziell auf die Bedürfnisse eines bestimmten Individuums abgestimmt wurde. Das ist Teil des Zaubers der wahren Aromatherapie – das Verschmelzen mit den Bedürfnissen eines Menschen in einem bestimmten Augenblick, und die Fähigkeit, zu einer anderen, geeigneteren Mischung überzuwechseln, wenn sich die Stimmung ändert.

Obwohl sowohl Männer wie auch Frauen Aromatherapeuten werden, ist die Mehrzahl von ihnen weiblich. Deshalb werde ich Aromatherapeuten von nun an als ›sie‹ bezeichnen. Bei Ihrem ersten Besuch wird sie Ihnen wahrscheinlich Fragen stellen und eine Aufzeichnung Ihrer Krankheitsgeschichte machen, wird Ernährungsweise und allgemeinen Geistes- und Gesundheitszustand festhalten. Das soll der Aromatherapeutin helfen zu entscheiden, welche Öle Ihnen am meisten helfen werden. Also: je besser Sie kommunizieren, um so eher kann sie Ihnen helfen. Sie kann eine Reihe von Behandlungen vorschlagen, Teil eines Programms für Sie, und sie kann Ihnen auch ganz allgemeine Ratschläge bezüglich Ernährung und Ihrer künftigen Lebensführung geben, die Ihnen weiterhelfen können.

Zur Untersuchung werden Sie normalerweise Ihre Kleidung ausziehen und sich auf eine Couch legen müssen. Sie werden mit Tüchern bedeckt, bis die Ölmischung zubereitet ist, die sich für Ihre Körpermassage eignet. Je nachdem, was behandelt werden soll, kann die Therapeutin noch Kompressen oder Inhalationsflüssigkeiten vorbereiten.

Wie bereits erwähnt, hat jede Therapeutin ihre eigene Art der Berührung. Wenn jemand zu hart oder zu sanft mit Ihnen umgeht, sagen Sie das; bei jedem Menschen ist die Empfindsamkeit unterschiedlich, nur gemeinsam können Sie herausfinden, was für Sie das Beste ist. Sagen Sie auch, wenn Ihnen der Duft der Öle nicht angenehm ist, die sie gemischt hat. Häufig kann eine anders riechende Mischung hergestellt werden, die ebenso wirkt.

Glauben Sie nicht, daß Sie sich während der Behandlung unterhalten müßten. Es ist Ihre Stunde, und Sie profitieren wahrscheinlich viel mehr davon, wenn Sie ruhig bleiben, sich entspannen und völlig dem beruhigenden Duft und der Berührung überlassen.

Nach der Massage läßt man Sie wahrscheinlich allein, damit Sie aufstehen und sich ankleiden können. Anschließend kann Ihre Aromatherapeutin Ihnen weitere Behandlungen vorschlagen oder Ihnen eine Mischung anfertigen, die Sie daheim anwenden können.

Versuchen Sie, Ihre Behandlungstermine so zu legen, daß Sie anschließend Zeit zur Entspannung haben. Wenn Sie sich direkt wieder in die Arbeit stürzen, wird ein Teil des Profits zunichte gemacht. Einige meiner Patienten gehen gern heim und schlafen (wenn sie das nicht bereits auf der Couch getan haben).

Sie sollten die Öle sechs bis acht Stunden auf der Haut lassen, um ein Maximum an Absorption zu gewährleisten. Deshalb ist es am besten, vorher zu baden oder sauber und frei von Parfüm oder Düften zu kommen, da diese das Aroma der Öle beeinträchtigen könnten.

Manchmal zeigen Patienten nach der Behandlung eine leichte Reaktion – für gewöhnlich nach der ersten Behandlung, wenn sie noch nie zuvor eine Massage erhalten haben oder wenn ihr Körper besonders angegriffen ist. Die Reaktion kann sich zeigen in Form milder Kopfschmerzen oder in einer kurzen Periode, in der man sich ›vergrippt‹ oder einfach müde fühlt. Diese Symptome halten jedoch nicht an und sind normalerweise ein gutes Zeichen – der Körper reinigt sich selbst von allem Überflüssigen. Sollten die Symptome jedoch anhalten oder sollten sich Fragen ergeben, dann rufen Sie die Aromatherapeutin an.

Ob Sie nun Beschwerden haben oder keine: es ist auf jeden Fall gut, sich regelmäßig behandeln zu lassen, um bei guter Gesundheit zu bleiben und Streß auf Armeslänge von sich zu halten.

Verschiedene Aromatherapeuten und ihre Bücher scheinen einander zu widersprechen, wenn es darum geht, welches Öl für welchen Zustand am besten geeignet ist. Warum?

Diese Widersprüche sind für Neulinge bei der Aromatherapie häufig verwirrend. So empfiehlt eine Aromatherapeutin vielleicht Eukalyptus bei Brustbeschwerden, während das nächste Buch Eukalyptus gar nicht erwähnt, dafür aber Pinie ans Herz legt. Es bleibt dem Leser überlassen sich zu fragen: welches ist das Beste? Tatsächlich lautet die Antwort hierauf, daß beide Öle gleichermaßen hervorragend geeignet sind. Meistens widersprechen die Bücher einander nicht, sondern die Autoren haben sich darauf verlegt, *ein* Öl auszuwählen, ohne die anderen zu erwähnen.

Ich bin überzeugt, daß ich vier verschiedene Listen erhalten würde, wenn ich vier verschiedene Aromatherapeuten bitten würde, Öle auszuwählen und die Beschwerden aufzuführen, bei denen sie eingesetzt werden (wie ich es übrigens in Kapitel 8 getan habe). Das heißt jedoch nicht, daß die nicht erwähnten Öle weniger wirksam wären. Es ist meist eine Frage der persönlichen Vorlieben. Wenn Sie mit den Ölen vertraut sind, werden Sie auch Ihre Favoriten haben.

Dies ist Teil des Zaubers und der Freude mit der Aromatherapie. Zwei Köche würden niemals vollkommen einer Meinung sein, was die Verwendung ihrer Gewürze anbelangt, und zwei Maler, die dieselben Grundfarben verwenden, werden doch unterschiedliche Gemälde schaffen. Auch die Aromatherapie ist eine Kunst – für jedes Individuum gibt es für jede Zeit und jede Stimmung ein passendes Öl. Durch Empfindsamkeit und Erfahrung und durch gründliche Kenntnis der grundlegenden Richtlinien können Sie lernen, die Öle auszuwählen, die am hilfreichsten sind und am angenehmsten für Ihre Nase.

2

Vertraut mit der Aromatherapie

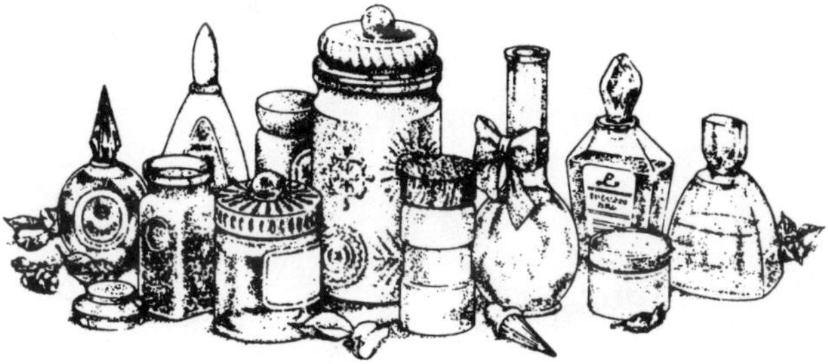

Der Medizinschrank des Durchschnittsbürgers in der westlichen Welt enthält eine Anzahl ähnlicher Heilmittel für Grippe, Erkältungen, verdorbenen Magen, Kater, Verstopfung und ähnliches – alltägliche Beschwerden, die als Teil des Lebens im zwanzigsten Jahrhundert akzeptiert werden. In diesem Kapitel empfehle ich zwölf Öle, die nach meiner Erfahrung am wirksamsten zur Behandlung dieser üblichen Beschwerden sind, als natürliche Alternative zu den Pillen und Mixturen der Chemiker.

Aromatherapie-Neulinge beklagen sich häufig, daß es so viele Öle gibt mit so vielen Anwendungsmöglichkeiten, daß sie nicht wissen, welche von ihnen daheim am hilfreichsten sind. Die hier erwähnten ergeben eine ausgezeichnete ›Anfänger-Ausrüstung‹ und bieten maximalen Nutzen, da sie sowohl allein als auch in Kombination mit einem der anderen Öle verwendet werden können, wie am Ende des Kapitels angegeben.

Grundausstattung

Basilikum	Pfefferminze
Bergamotte	Rose
Kamille	Rosmarin
Eukalyptus	Sandelholz
Wacholder	Tee-Myrte
Lavendel	Ylang-Ylang

Basilikum

Ursprungsländer: Frankreich, USA, Madagaskar, Indien, die Seychellen, Réunion.

Teil der Pflanze, aus dem das Öl gewonnen wird: Gesamte Pflanze.

Methode der Gewinnung: Destillation.

Verwendung: Als Nerventonikum, aber auch bei Atembeschwerden, Gicht, Konzentrationsverlust, geistiger Müdigkeit, Warzen, Schlangenbissen, Ohnmacht, Schlaflosigkeit, in schwierigen Zeiten, bei Kopfschmerzen und Migräne.

Eigenschaften: Antiseptisch, krampflösend, kräftigend, schleimlösend, menstruationsfördernd (unterstützt die Blutung).

Besonders nützlich vor Examen, beim Studium, bei geschäftlichen Gesprächen und Versammlungen.

Der Name der Pflanze leitet sich von dem griechischen Wort basilicon her, was so viel heißt wie ›ein königliches Heilmittel‹, und genau das ist Basilikum mit seiner wunderbaren Fähigkeit, durch seinen reinen Duft einen klaren Kopf zu schaffen. Der Hauptgrund, warum ich es als eines der zwölf Basisöle ausgesucht habe, ist sein Wert als Gegenmittel zur geistigen Ermüdung. Basilikum weckt Sie nicht einfach auf – es kann auch die Erinnerung schärfen und die Konzentration unterstützen. Nach einer Periode intensiven Lernens in der Schule oder bei der Arbeit ist das Gehirn mit Fakten, Theorien und Meinungen so vollgestopft, daß es nicht mehr klar denken kann. Vor einer Prüfung oder einer Präsentation kann das, vorsichtig ausgedrückt, enervierend sein. Hier ist Basilikum der Retter! Es wird ein müdes Hirn wieder beleben, ermöglicht es Ihnen, die Dinge wieder durchzudenken, verleiht

Ihrem Geist Klarheit und neue Kraft. Wie all unsere Muskeln kann sich auch das Gehirn verkrampfen, wenn es überarbeitet ist, und benötigt ein wenig Aufmerksamkeit.

Es gibt verschiedene Möglichkeiten, wie man Basilikum benutzen kann. Versuchen Sie, ein wenig reines Öl auf ein Taschentuch zu geben; dies ziehen Sie dann während des Meetings oder der Prüfung hervor und inhalieren den Duft.

Als Alternative können Sie ein paar Tropfen mit einem Pflanzenöl mischen und sich damit Kopf und Nacken einreiben (selbst ein paar Minuten werden schon helfen). Streichen Sie sanft über die Schläfen, über die Stirn und den Nacken. Das kann regelmäßig während des Studierens sein oder auch direkt vor dem Examen, einem entscheidenden Stichtag, einer Präsentation, um Ihrem Hirn erneute Klarheit zu verschaffen.

Baden Sie regelmäßig mit Basilikum, mit vier bis sechs Tropfen im Badewasser. Steigen Sie hinein und entspannen Sie sich, atmen Sie tief ein.

Bergamotte

Ursprungsländer: Marokko, Westafrika, Italien, Guinea.

Teil der Pflanze, aus dem das Öl gewonnen wird: Schale der fast reifen Frucht.

Methode der Gewinnung: Kaltpressung.

Verwendung: Streß, Verdauung, Hautprobleme, Blasenbeschwerden, auch als Tonikum.

Eigenschaften: Antibiotisch, antiseptisch, harntreibend.

Besonders nützlich bei Akne, Depressionen, Zystitis (Harnblasenentzündung).

Wichtig: Bergamotte wurde in der Vergangenheit bestimmten Bräunungslotionen beigegeben, weil es die Bräune fördert; das ist aber nicht mehr der Fall. In der Sonne oder in ultraviolettem Licht kann es zu abnormer Pigmentierung der Haut führen. Also hüten Sie sich davor, es auf die Haut aufzutragen, wenn Sie in die Sonne gehen.

Jeder hat Tage, an denen er sich ein bißchen bedrückt fühlt. Ein Bad mit Bergamotteöl ist genau das Richtige, um die Wolken zu vertreiben und Sie zu erfrischen, so daß Sie sich wieder in der Lage fühlen, sich dem Tag zu stellen.

Es ist auch ein ›Muß‹ für Teenager mit Hautproblemen oder Akne. Verwenden Sie es entweder mit anderen Ölen zusammen, wie in Kapitel 4 empfohlen, oder tragen Sie es wöchentlich als Kompresse auf, die Sie fünf bis zehn Minuten lang auf der Haut lassen. Eine Kompresse läßt sich leicht aus einem dünnen Baumwolltaschentuch oder einem Stück Mull herstellen. Füllen Sie eine Schale mit heißem Wasser, fügen Sie vier bis sechs Tropfen Bergamotte hinzu, und tauchen Sie die Kompresse ins Wasser. Nach Abkühlung auf Körpertemperatur bedecken Sie damit das Gesicht. Es gibt nichts Einfacheres für Teenager, die sich häufig nicht mit umständlicher Routine belasten wollen, und es ist ein ausgezeichnetes Mittel gegen einen Zustand, der peinlich und frustrierend sein kann.

Bergamotteöl ist auch eines der wichtigsten Öle bei der Behandlung von Blasenbeschwerden. Entweder Sie geben vier Tropfen in ein Sitzbad und bleiben zehn Minuten darin sitzen, oder Sie machen Spülungen und fügen dem verwendeten warmen Wasser ein paar Tropfen hinzu. Das wird große Erleichterung verschaffen, vor allem bei Zystitis. Zur wirksameren Erleichterung dieser Beschwerden kann es in Verbindung mit anderen Ölen aus der Zwölfer-Liste eingesetzt werden.

Kamille

Ursprungsländer: Frankreich, Ungarn, Jugoslawien, Großbritannien, Nordafrika.

Teil der Pflanze, aus dem das Öl gewonnen wird: Blüten, Blätter.

Methode der Gewinnung: Destillation.

Anwendung: Beruhigendes Sedativum; bei Menstruationsproblemen, Reizzuständen (mental und physisch), Migräne, schlechter Verdauung, Konjunktivitis (Bindehautentzündung). Beruhigt Juckreiz bei Ekzemen, Allergien, Herpes, Psoriasis, Akne, Verbrennungen, Insekten-Stichen, Dermatitis.

Eigenschaften: Antiseptisch, antibakteriell, entzündungshemmend, sedativ, antibiotisch, harntreibend, schmerzlindernd. Sie können zwei Arten von Kamille auf dem Markt finden. Die deutsche Kamille, die recht mild ist, und die römische, die viel stärker ist.

Besonders nützlich bei unruhigen Kindern und jeder Art von Reizung, Magenschleimhautentzündungen.

Dies ist das ideale Öl für das Ende des Tages, wenn Sie übermüdete Kinder haben. Versuchen Sie es mit ein paar Tropfen in ihrem abendlichen Bad. Das wird sie so beruhigen, daß sie schlafen können. Als sanftes Beruhigungsmittel hilft es auch Erwachsenen, angespannte Nerven zu beruhigen. Da es sich um ein Öl handelt, das sowohl auf körperliche als auch geistige Reizungen einwirkt, ist es eine gute und wertvolle Wahl in der Grundausstattung. Grundsätzlich sollte man Kamillenöl daheim haben für jede Situation, die ein sanftes, beruhigendes Bad erfordert.

Meine Mutter litt an einem Ekzem am Bein, welches ihr viel Unbehagen verursachte, da es stark juckte. Mit Hilfe der Kamille wurde die Reizung gelindert. Ich gab ihr ein Massageöl auf der Basis von Traubenkernöl, mit ein wenig Lavendel und Kamille, und forderte sie auf, dies jeden Abend einzureiben.

Als Schmerzmittel sollte man es zur Hand haben bei Kopfschmerzen, Zahnschmerzen, Magenschmerzen und Menstruationsschmerzen; Kamille wird die Schmerzen immer lindern. Es kann mit einem Basisöl zusammen durch eine sanfte Massage aufgetragen werden, um Erleichterung zu schaffen, oder man legt für zehn Minuten eine Kompresse auf. Bei Menstruationsbeschwerden ist es besonders angenehm, eine warme Kompresse auf den unteren Bereich des Rückens und den Unterleib aufzulegen und den Bereich mit einem vorgewärmten Handtuch zu bedecken.

Eukalyptus

Ursprungsländer: Südeuropa, Nordafrika, Australien.

Teil der Pflanze, aus dem das Öl gewonnen wird: Blätter, Zweige.

Methode der Gewinnung: Destillation.

Anwendung: Atembeschwerden: Husten, Erkältungen, Halsschmerzen, Sinusitis (Nebenhöhlenentzündung). Außerdem bei Rheuma, Fieber, Schnitt- und Brandwunden, bei Muskelkater, Herpes, Zystitis, Pilzinfektionen und als Insektenmittel.

Eigenschaften: Antiseptisch, schleimlösend, krampflösend, desinfizierend, stimulierend, antibakteriell, antiviral.

Besonders nützlich bei rheumatischen und Atembeschwerden, Muskelkater und zur Reinigung der Luft.

Wichtig: Bringen Sie Eukalyptus niemals unverdünnt mit dem Gesicht in Berührung. Es wird wirklich brennen und Rötungen verursachen.

Dieses Öl ist besonders im Winter nützlich, wenn die Familie mit verstopften Nasen, Husten und Schnupfen nach Hause kommt. Es eignet sich wunderbar dazu, die Atemwege wieder frei zu machen und die Luft zu desinfizieren. Es kann auf verschiedene Arten eingesetzt werden.

Da Eukalyptus antiviral und antibakteriell ist, sollten Sie ein paar Tropfen in etwas Wasser geben und neben den Heizkörper im Schlafzimmer stellen, ehe Sie schlafen gehen. So können sich die Keime nicht ausbreiten, und der Kranke kann leichter atmen. Der Duft wird im Laufe der Nacht die Luft durchdringen und so das Atmen leichter machen und jeden schützen, der in die Nähe kommt.

Alternativ können Sie ein paar Tropfen in kochendes Wasser in eine Schale geben. Lassen Sie es ein wenig abkühlen, und atmen Sie dann das Aroma ein, wobei Sie Ihren Kopf und Ihr Gesicht mit einem Tuch bedecken. Nehmen Sie es ab, wenn es nötig ist, und wiederholen Sie den Vorgang dann. Dies ist wunderbar gegen eine verstopfte Nase und einen dikken Kopf.

Zur Massage geben Sie ein paar Tropfen in ein Basisöl und reiben damit die Brust, den Hals und den Kopfbereich ein. Um die Nebenhöhlen frei zu machen, üben Sie sanften Druck mit dem Daumen oder Zeigefinger entlang der Brauenlinien und von der Nase über die Wangenknochen aus; wiederholen Sie dies von der Brauenmitte zur Seite des Nasenloches, an der Wange entlang. Das kann enorme Erleichterung bringen, und häufig können die Menschen wieder atmen, nachdem die Nase vorher verstopft war.

Eukalyptus ist auch ein wunderbares Mittel gegen Muskelschmerzen und kann sowohl in einem Bad benutzt als auch mit einem Basisöl auf den betreffenden Körperbereich aufgetragen werden.

Wacholder

Ursprungsländer: Südeuropa, Kanada, USA, Nordafrika, Nordasien.
Teil der Pflanze, aus dem das Öl gewonnen wird: Beeren.
Methode der Gewinnung: Destillation.
Anwendung: Leberprobleme, Zystitis, Harnwegserkrankungen, Akne, Hautprobleme, Ekzeme, Psoriasis, Fettleibigkeit, Gicht, schwere Zeiten, Blähungen, zur Belebung und Blutreinigung.
Eigenschaften: Entgiftend, harntreibend.
Besonders nützlich bei Kater, zur Schlankheitskur und zur Reinigung.

Nach einer verbummelten Nacht gibt es nichts Besseres als ein morgendliches Bad oder eine Massage mit ein paar Tropfen Wacholderöl. Das trägt dazu bei, die Leber und den Körper von Giften zu befreien. Da Wacholder auch harntreibend wirkt, sollten Sie soviel Wasser wie möglich trinken, um den Reinigungsprozeß zu unterstützen. Regelmäßig angewendet und in einem Pflanzenöl aufgelöst kann es Menschen helfen, die an Arthritis und Rheuma leiden.

Lavendel

Ursprungsländer: Frankreich, Italien, Großbritannien, Jugoslawien, Tasmanien.
Teil der Pflanze, aus dem das Öl gewonnen wird: Blüten.
Methode der Gewinnung: Destillation.
Anwendung: Schmerzen allgemein, rheumatische Beschwerden, Kopfschmerzen, Schlaflosigkeit, Zystitis, Bluthochdruck, Hautprobleme (Insektenstiche, Verbren-

nungen, Ekzeme, Akne, Pickel, Sonnenstich und Sonnenbrand), Lähmungen, Bronchitis, Migräne, Husten, Erkältungen, Magenbeschwerden. Außerdem um das Nervensystem zu regulieren, um die Entspannung zu unterstützen und als Luftreiniger.

Eigenschaften: Schmerzlindernd, krampflösend, antidepressiv; unterstützt die Zellerneuerung der Haut.

Besonders nützlich bei Verbrennungen, Streß, Schlaflosigkeit.

Wenn Sie nur ein einziges Öl haben könnten, dann würde ich Lavendel empfehlen. Wie Sie aus seinen Eigenschaften und den Anwendungsmöglichkeiten ersehen, ist es ein Allround-Genie. Der Name stammt vom lateinischen lavare, waschen, und seinen leichten, sauberen Geruch mögen die meisten Menschen.

Zur Entspannung geben Sie Ihrem abendlichen Bad ein paar Tropfen zu. Alternativ einige Tropfen in etwas Massageöl und auf den Körper aufgetragen, lösen sich Verspannungen. Sie können fühlen, wie sie nachlassen, wenn das Öl vom Blutkreislauf absorbiert wird und anfängt, auf das Nervensystem einzuwirken.

Wenn Kopfweh durch Streß ausgelöst wurde, dann trägt die Wirkung des Lavendels dazu bei, die verkrampften Gefäße zu entspannen. Wenn ein Partner nach einem anstrengenden Tag heimkommt, dann ist es für ihn wundervoll, dieses Öl sanft in Hals und Kopf einmassiert zu bekommen. Das kann tatsächlich seine Stimmung ändern.

Manche Menschen, die Probleme mit dem Einschlafen haben, geben ein paar Tropfen Lavendel auf ihr Kopfkissen. Ich habe immer ein Fläschchen neben meinem Bett stehen, und wann immer mir eine Menge im Kopf herumgeht und mein Schlaf gestört ist, atme ich den Duft ein. Für gewöhnlich schlafe ich dann innerhalb von Minuten ein. Versuchen Sie dieses Öl bei Kindern, die nicht schlafen wollen. Verspritzen Sie ein wenig auf ihren Schlafanzügen, oder geben Sie einen Tropfen in ihr abendliches Bad. (Denken Sie daran, bei Kindern immer nur die Hälfte der normalen Menge eines essentiellen Öls zu verwenden).

Kinder kommen auch häufig mit Schnitt- oder Brandwunden, mit blauen Flecken und Insektenstichen heim. Lavendel ist ein natürliches Antiseptikum und eines der wenigen Öle, die unverdünnt auf die Haut aufgetragen werden können. Geben Sie das Öl auf einen Wattebausch oder Baumwolle, und betupfen Sie damit die verletzte oder entzündete Stelle. Es lindert besonders bei Verbrennungen – möglicherweise aufgrund seiner Eigenschaft, die Zellerneuerung zu fördern – und beschleunigt den gesamten Heilungsprozeß.

Dr. Jean Valnet staunte über die Heilfähigkeit des Lavendels und erzählte die Geschichte eines Freundes, der recht zynisch damit umging. Der Mann verbrannte sich absichtlich zwei Finger. Einen badete er in Lavendel, den anderen ließ er unbehandelt. Am nächsten Tag war der erste Finger verheilt, während der andere noch immer entzündet war und schmerzte.

Pfefferminze

Ursprungsländer: Weltweit, aber hauptsächlich USA, Europa, China.
Teil der Pflanze, aus dem das Öl gewonnen wird: Gesamte Pflanze.
Methode der Gewinnung: Destillation.
Verwendung: Atembeschwerden, Ohnmacht, Übelkeit, Reisekrankheit, Erbrechen, Kopfschmerz, Migräne, Leber-

probleme, schmerzhafte Periode, Schweißfüße, Blähungen und zur Abschreckung von Mücken.
Eigenschaften: Anregend.
Besonders nützlich bei Kopfschmerzen (besonders einhergehend mit Übelkeit) oder zur Erfrischung.

Pfefferminzöl hat vielfachen Nutzen, wie Sie sehen können. Es enthält Menthol, was vielen aufgrund seines erfrischenden Dufts vertraut ist.

Vor einer Reise vergewissern Sie sich, daß Sie Pfefferminze im Wagen haben. Wenn jemandem übel wird, öffnen Sie die Fenster, geben ein paar Tropfen Öl auf ein Tuch und fordern Sie den Betreffenden auf, dies zu inhalieren. Das wirkt Wunder gegen einen sich umkehrenden Magen.

Versuchen Sie dieses einfache Mittel auch bei klopfendem Kopfschmerz. Falten Sie ein kleines Handtuch zu einem Streifen, der schmal genug ist, um die Stirn zu bedecken. Geben Sie etwas kaltes Wasser und ein paar Tropfen Pfefferminzöl in eine Schale. Tränken Sie das Tuch und wringen Sie es aus. Legen Sie sich auf eine harte Unterlage (der Fußboden mit einer Decke darauf ist eine Möglichkeit). Legen Sie das kalte Handtuch an die Stirn und drehen Sie sich für sechs bis acht Sekunden nach beiden Seiten, wobei Sie Druck auf den Kopf ausüben. Dann entfernen Sie das Tuch. Sie werden überrascht sein, wieviel Hitze in das kalte Tuch gestiegen ist. Nun heben Sie den Kopf und legen das Handtuch um ihren Nacken. Heben und ziehen Sie ganz sanft daran. Das kann dem schmerzenden Kopf enorme Erleichterung verschaffen. Vielleicht möchten Sie sich ein Weilchen hinlegen, mit der kalten Kompresse auf der Stirn.

Bei schmerzenden, heißen Füßen ist Pfefferminze ein wunderbar kühlendes Öl. Nach einem Tag auf den Beinen geben Sie ein paar Tropfen in ein Fußbad und schwelgen zehn Minuten lang darin.

Rose

Ursprungsländer: Bulgarien, Frankreich, Marokko, Türkei, Rußland.
Teil der Pflanze, aus der das Öl gewonnen wird: Blüten.
Methode der Gewinnung: Enfleurage.
Verwendung: Menopause, Hautpflege, psychische Störungen, Verstopfung sowie als Herztonikum, Aphrodisiakum, prämenstruelles Syndrom.
Eigenschaften: Antidepressiv, antiseptisch, aphrodisiakisch.
Besonders nützlich bei Frigidität, tiefer Trauer, trockener und alternder Haut. Geschätzt wegen des Duftes.

Obwohl Rosenöl teuer ist, lohnt es sich, Geld zu investieren. Als Königin der Öle bekannt, können sein Aroma und seine Heilkräfte bei vielen emotionalen und körperlichen Leiden helfen. Es könnte mit der Königin im Schach verglichen werden, weil es wie diese in vielen verschiedenen Richtungen eingesetzt werden kann.

Die alten Römer nutzten Rosenöl für ihre Festmahle, und tatsächlich hilft es bei der Verdauung, vor allem der Leber, wenn man zu sehr geschwelgt hat. Es lindert und reinigt und kann gegen Verstopfung helfen (wenngleich es andere, weniger teure Öle gibt, die dieselbe Wirkung haben).

In jedem Leben gibt es Höhen und Tiefen, Freude und Kummer. Oft sind die Tiefpunkte schwer zu ertragen, vor allem, wenn dazu der Tod eines geliebten Menschen gehört, der Verlust eines Partners, eine mißlungene Beziehung oder nicht erwiderte Liebe. Es ist leicht, zu einem Arzt zu gehen und zu erklären: »Mein Bein tut mir weh, helfen Sie mir!« Aber zu wem kann man gehen und erklären: »Mein Herz ist gebrochen. Es schmerzt. Ich fühle mich leer?«

Hier kommt das Rosenöl ins Spiel. Durch sanfte Massage

kann es ruhig in den Körper eindringen und an die Arbeit gehen, kann trösten, lindern, heilen und den Schmerz über den Verlust vertreiben. Abgesehen von seinen heilenden Eigenschaften, kann selbst die traurigste Seele dem reinen Aroma eines Gartens, der nach Rosen duftet, nicht widerstehen.

Berührungen können in diesen Zeiten hilfreicher sein als Worte – ja, Schweigen wird wahrscheinlich sogar willkommen geheißen. Eine langsame, entspannende Massage mit Rosenöl ist eines der wirklichen Geschenke, die Sie jemandem zukommen lassen können, der an starken emotionalen Schmerzen leidet.

Einer meiner Patienten war nach dem Tod seiner Frau so verspannt, daß es mir vorkam, als massiere ich eine Rüstung. Ganz allmählich und mit Hilfe von Rosenöl entspannte er sich im Laufe der Wochen. Später erzählte er mir, daß er in all der Zeit, wo alle um ihn her versuchten, ihm mit Trost und guten Ratschlägen zu helfen, nur während der aromatherapeutischen Behandlungen Trost und Frieden gefunden hatte.

Das andere Geheimnis des Rosenöls ist sein Nutzen bei der Hautpflege. Betrachten Sie einmal die Oberfläche eines Rosenblatts und stellen Sie sich vor, was das Öl für Ihre Haut tun könnte! Es ist wunderbar, vor allem bei sensibler und alternder Haut, aber jeder Hauttyp kann von seiner Anwendung profitieren (s. Rezepte in Kapitel 4).

Rosmarin

Ursprungsländer: Spanien, Frankreich, Jugoslawien, USA, Nordafrika, Japan, Türkei.
Teil der Pflanze, aus dem das Öl gewonnen wird: Blüten, Blätter.
Methode der Gewinnung: Destillation.

Verwendung: Verstauchungen, Haarpflege, Blähungen, Magenbeschwerden, Atembeschwerden, Muskelschmerzen, Leberfunktionsstörungen, Müdigkeit.
Eigenschaften: Belebend, astringierend, harntreibend und anregend.
Besonders nützlich bei der Behandlung von Sportverletzungen, als Haartonikum und zur Entwässerung.

So, wie man Lavendel aufgrund der entspannenden Wirkung als Abendöl bezeichnen könnte, könnte man Rosmarin ein Morgenöl nenne, weil es wach macht. Es wirkt anregend auf den Kreislauf und kann Müdigkeit und Lethargie ebenso vertreiben, wie es für einen klaren Kopf sorgen kann. Geben Sie einige Tropfen davon in Ihr morgendliches Bad, um den Tag oder die Woche frisch zu beginnen. Versuchen Sie es an einem Montagmorgen, wenn nach dem Wochenende keiner Lust auf Schule oder Arbeit hat.

Ein weiterer häufiger Grund für die Anwendung von Rosmarin sind Muskelverspannungen aufgrund körperlicher Müdigkeit, besonders nach ausgiebiger, harter sportlicher Betätigung. Massieren Sie in diesem Fall das betroffene Glied mit Basisöl, das ein paar Tropfen Rosmarin enthält, oder lassen Sie sich in ein aromatisches Bad gleiten, das vier bis fünf Tropfen Rosmarinöl enthält. Es wird auch häufig in Verbindung mit anderen Ölen bei Rheumatismus eingesetzt.

Sandelholz

Ursprungsländer: Indien, Indonesien.
Teil der Pflanze, aus dem das Öl gewonnen wird: Holz. Ein Baum muß mindestens dreißig Jahre alt sein, ehe man Öl daraus gewinnen kann.

Methode der Gewinnung: Destillation.
Verwendung: Zystitis, Wassersucht, Atembeschwerden, Halsschmerzen, Streß, Frigidität, Hautpflege.
Eigenschaften: Antiseptisch, krampflösend, entwässernd, beruhigend, wirksam als Aphrodisiakum und mildes Astringens.
Besonders nützlich bei trockener Haut, Ekzemen, Zystitis, Halsschmerzen; ausgeprägt auch seine beruhigende Wirkung und sein Duft.

Sandelholz wirkt stark antiseptisch und kann bei den meisten Infektionen effektiv eingesetzt werden. Es ist besonders hilfreich im Atembereich, wo seine krampflösenden Eigenschaften beruhigen und lindern. Im Blasen-/Harnröhrenbereich helfen Spülungen oder Sitzbäder.

Es ist ein gutes Öl für Männer, die seinen Duft nach Holz dem Duft der blumigeren Alternativen vorzuziehen scheinen. Tatsächlich wird es häufig als Fixativ in Herrenparfüms und -kosmetika eingesetzt. Sandelholz wird auch häufig bei der Herstellung von Hautpflegeprodukten verwendet, da es trokkene Haut nährt und im Falle von Akne oder Hautreizungen antiseptisch wirkt.

Tee-Myrte

Ursprungsländer: Australien.
Teil der Pflanze, aus dem das Öl gewonnen wird: Blätter, Zweige.
Methode der Gewinnung: Destillation.
Anwendung: Pilzinfektionen, Virus- und bakterielle Infektionen, Verbrennungen, Erkältungen, Grippe, Warzen, Akne, Soor, Schlangenbiß und zur Insektenabwehr.

Eigenschaften: Antiseptisch, antibiotisch, hilft gegen Pilze und Viren.

Besonders nützlich bei Dermatophytonose der Füße, Soor, Lippenherpes und generell als antiseptisches Mittel.

Tee-Myrte sollte man wegen seiner antiseptischen Wirkung immer vorrätig haben. Es ist ein hervorragendes, hautfreundliches Abwehrmittel gegen Infektionen, denn es ist vier- bis fünfmal stärker als die meisten Haushaltsreiniger. Im Zweiten Weltkrieg wurde es den Truppen, die in tropischen Regionen kämpften, im Erste-Hilfe-Kasten mitgegeben, um Verletzungen, Schnittwunden, Geschwüre, ja sogar Insektenbisse und -stiche zu reinigen und zu desinfizieren. In seinem Buch über die Aromatherapie erzählt Robert Tisserand die interessante Geschichte eines Mannes, der von einem Männchen der Gattung der funnel-web-Spinnen gebissen wurde (für gewöhnlich tödlich). Doch der Mann kannte die Kraft der Tee-Myrte und trug auf dem Weg ins Krankenhaus das Öl auf die Bißwunde auf. Durch die prompte Behandlung überlebte er und konnte darüber berichten. Es ist faszinierend, daß sich diese Spinnenart gerade in Neu-Südwales findet, also genau dort, woher das Öl der Tee-Myrte kommt – ein weiteres Beispiel für die Theorie, daß jedes Töpfchen sein Deckelchen hat.

Bei Stichen, Hautabschürfungen und offenen Wunden gibt man ein wenig reines Tee-Myrten-Öl auf einen Wattebausch und betupft damit den betroffenen Bereich.

Bei Infektionen im Brust- oder Rachenbereich geben Sie ein paar Tropfen in ein Basisöl und massieren dies in die Haut, oder Sie legen heiße Hals- oder Brustkompressen auf. Dies kann besonders hilfreich sein bei hartnäckigem Husten. (Weitere Kombinationsmöglichkeiten der Öle finden Sie auf S. 68.)

Ylang-Ylang

Ursprungsländer: Im Fernen Osten.
Teil der Pflanze, aus dem das Öl gewonnen wird: Blüten.
Methode der Gewinnung: Destillation.
Anwendung: Bluthochdruck (beruhigt das Herz), Insektenstiche. Es entspannt und regt an; es wird auch zur Haut- und Haarpflege eingesetzt.
Eigenschaften: Aphrodisiakum, Antidepressivum, antiseptisch.
Besonders nützlich als Aphrodisiakum, bei Gereiztheit, Herzklopfen, als Duft.

Mit seinem leicht blumigen Duft bringt Ylang-Ylang es fertig, daß Sie sich einfach gut fühlen. Die meisten Aromatherapeuten bezeichnen es als das eindeutigste Aphrodisiakum; seine Eigenschaften sorgen für eine Entspannung des Nervensystems, aber anstatt Sie einzuschläfern, erhebt es Sie, schenkt Ihnen ein Gefühl von Leichtigkeit und vertreibt jegliche Gereiztheit. Deshalb habe ich es in meine Liste aufgenommen. Sie sollten es bei besonderen Gelegenheiten einsetzen, um Wohlgefühl auszulösen.

Das Leben besteht nicht so sehr aus Ereignissen, als vielmehr aus unseren Reaktionen und Antworten auf diese Ereignisse. Zwei Menschen zur selben Zeit am selben Ort können völlig gegensätzliche Erfahrungen machen. Es hängt von ihrer Verfassung ab. Wie oft wurde eine ›geplante‹ gute Zeit zur Enttäuschung, weil sie trotz äußerlich guter Bedingungen nicht in die Stimmung kommen konnten aufgrund von Streß oder Erschöpfung oder einfach aus Zorn. Hier kommt Ylang-Ylang ins Spiel. Sein angenehmer Duft kann wahre Lebensfreude erwecken. Darum habe ich es in die Basisliste der zwölf Öle aufgenommen, obwohl es auch andere Eigenschaften hat und in Verbindung mit anderen Ölen von großem praktischen Wert ist.

Verwendung von Ölkombinationen

Hier nun einige Möglichkeiten, wie Sie die besprochenen Öle kombinieren können. Es ist nur ein Anhalt, der Ihnen den Anfang beim Mischen erleichtern soll; wenn Sie mit den Ölen vertrauter werden, werden Sie zweifellos Ihre eigenen Mischungen entsprechend Ihrer Vorlieben wählen. Vergessen Sie nie die Grundregeln:

1. Verwenden Sie niemals mehr als drei Öle für eine Mischung.
2. Manchmal ist eines völlig ausreichend – glauben Sie nicht, Sie *müßten* Öle miteinander kombinieren.
3. Zur Massage reichen normalerweise fünf oder sechs Tropfen essentiellen Öls in so viel pflanzlichem Basisöl, das ausreicht, um damit den Körper zu bedecken. Wenn Sie also drei verschiedene Öle benutzen, reichen zwei Tropfen von jedem.
4. Sechs Tropfen genügen meistens, um ein Bad zu parfümieren.

Unter Verwendung der Liste von Ölen auf S. 140ff. und der Liste kleinerer Beschwerden auf S. 156ff. können Sie Ihre Grundausstattung vergrößern. So habe ich in diesem Kapitel zum Beispiel Zimtöl gar nicht erwähnt, und doch ist es ein wunderbares Öl, um sich im Winter aufzuwärmen oder um sich nach einer Krankheit wieder zu kräftigen. Jemand, der krank gewesen ist und aufgeheitert werden muß, könnte es mit Ylang-Ylang kombinieren. Wer im Winter vom Fußballplatz müde und durchgefroren heimkommt, könnte es mit

Rosmarin kombinieren. Auch Pfefferminz ist in diesen Situationen sehr wirksam. Es ist ein an und für sich schon nützliches Öl, könnte aber auch zusammen mit Kamille eingesetzt werden, um Magenkrämpfe zu lindern; mit Lavendel dient es der Entspannung, mit Rosmarin und Basilikum bekommen Sie den Kopf frei oder macht Sie wach. Schließlich kann es mit Lavendel Kopfschmerzen lindern oder mit Eukalyptus Verschleimung der Bronchien lösen. Verstehen Sie, was ich meine? Überprüfen Sie immer wieder die Listen und die Eigenschaften – die Kombinationen sind nahezu unendlich.

Einige Rezepte aus den Ölen der Grundausstattung

Zustand, Verfassung: Morgenmüdigkeit
Öl: Rosmarin und Bergamotte
Methode: Bad oder Massage

Zustand, Verfassung: Überdrehtheit (am Abend)
Öl: Lavendel und Bergamotte
Methode: Bad oder Massage

Zustand, Verfassung: Entgiftung bei Kater
Öl: Wacholder und Rosmarin
Methode: Bad oder Massage

Zustand, Verfassung: Erkältung, Grippe, Brustschmerz
Öl: Eukalyptus, Rosmarin und Lavendel, *oder* Tee-Myrte, Sandelholz und Eukalyptus
Methode: Bad, Inhalation oder Massage

Zustand, Verfassung: Sinusitis (Nebenhöhlenentzündung)
Öl: Pfefferminz, Eukalyptus und Rosmarin
Methode: Inhalation

Zustand, Verfassung: Sexualleben
Öl: Ylang-Ylang, Sandelholz und Rose
Methode: Bad oder Massage

Zustand, Verfassung: überarbeitet und erschöpft
Öl: Rosmarin und Basilikum
Methode: Bad oder Massage

Zustand, Verfassung: Trockene Haut, Hautpflege
Öl: Sandelholz und Rose
Methode: In leichtem Basisöl (oder s. Rezepte Kapitel 4)

Zustand, Verfassung: Zystitis
Öl: Sandelholz, Tee-Myrte und Bergamotte
Methode: Aromatisches Bad, Kompresse oder Spülung

Zustand, Verfassung: Verletzungen und Verbrennungen
Öl: Tee-Myrte und Lavendel
Methode: Unverdünnt auf Watte oder Mull

Zustand, Verfassung: Abgespannt, erschöpft
Öl: Basilikum und Bergamotte
Methode: Bad, großzügiges Auftragen

Zustand, Verfassung: Reisekrankheit
Öl: Pfefferminz und Lavendel
Methode: auf ein Stück Stoff oder Taschentuch.

Nützliche Öle für die Reiseapotheke

Basilikum (für den Fahrer, damit sein Kopf klar und seine Konzentrationsfähigkeit erhalten bleibt).
Pfefferminz (für jeden Passagier, der reisekrank wird).
Lavendel (um sich am Ende der Reise in einem aromatischen Bad zu entspannen).

Das Frankfurter Päckchen: Diese Rezepte habe ich nach meiner Herausgeberin genannt, die einmal im Jahr zur Buchmesse nach Frankfurt reist. Sie fragte, welche Öle sie mitnehmen sollte.

1. Rosmarin und Bergamotte für das Bad, zum erfrischenden Start in den Tag nach unvermeidlich langen Nächten.
2. Basilikum und Bergamotte für den Tag, um den Kopf klar zu halten und geistige Müdigkeit zu überwinden. Ein paar Tropfen können auf ein Taschentuch gegeben und eingeatmet werden, wenn die Konzentration nachläßt.
3. Lavendel, damit man nach einem anstrengenden Tag abschalten, sich entspannen und gut schlafen kann.

3

Aromatherapie und Streß

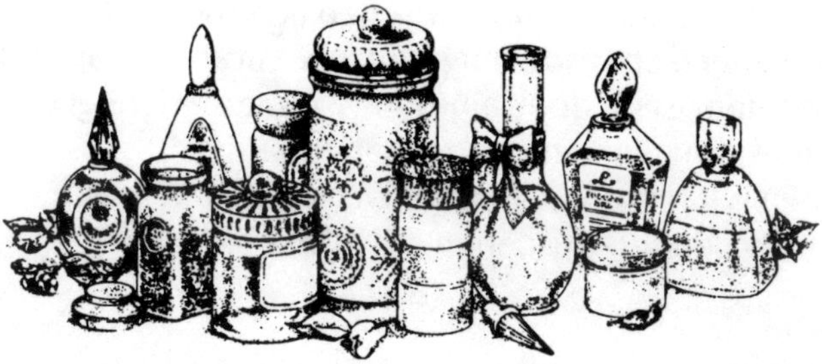

Achtzig Prozent meiner Klienten kommen wegen Streß zu mir. Manchmal ist ihnen bewußt, daß sie sich entkrampfen, entspannen müssen, und sie sehen in der Aromatherapie eine angenehme Möglichkeit, dies zu tun. Manchmal manifestiert sich der Streß in physischen Symptomen – zum Beispiel Migräne, Schlaflosigkeit, Verdauungsbeschwerden, die allesamt akutes Unwohlsein auslösen und die Menschen daran hindern können, ihren Alltag zu bewältigen.

Auf jeden Fall kann die Aromatherapie stark dazu beitragen, Verspannungen zu lösen, aber es ist auch wichtig, zuerst einmal hinter die Ursachen von Streß zu kommen. Wir wissen, daß viele Krankheiten, von Kopfschmerzen bis hin zu Herzkrankheiten, in erster Linie durch geistige, körperliche und emotionale Überforderung ausgelöst werden. Man sollte Streß nicht einfach beiseite wischen als etwas, womit man leben muß, und ebensowenig sollte die Aromatherapie übersehen werden, ist sie doch eine der wirksamsten Möglichkeiten, mit Streß umzugehen und ihn abzubauen.

Sehen wir uns einmal einige Ursachen und die unvermeidlichen Zyklen an, zu denen sie führen können.

Körperlich

1. Lange Arbeitszeiten ohne genügend Zeit, um richtig zu essen (schlechte Ernährung – schnelle Snacks zwischendurch – Mangel an gesunder Nahrung) mindern die Vitalität.
2. Bewegungsmangel führt zu Steifheit und abnehmender Energie.

3. Verspannung führt zu Schlaflosigkeit, daraus resultiert Müdigkeit am folgenden Tag, und das schafft einen Teufelskreis von noch mehr Verspannung und dem Gefühl, nicht damit fertig zu werden.

Umwelt

1. Transport: lange Reisen, Verzögerungen, Verkehr in Stoßzeiten, überfüllte öffentliche Verkehrsmittel: all dies zusammen ergibt streßreiche Situationen. Ein Beinahe-Zusammenstoß mit einem gereizten Fahrer mag ›vergessen‹ sein, wenn Sie am Arbeitsplatz eintreffen, aber er wird im Körper gespeichert, und das Ergebnis kann Streß sein. Verzögerungen im öffentlichen Verkehr können schuld an Verspätung sein, und so Spannungen verursachen. Viele meiner Patienten benutzen die ›Northern Line‹ der Londoner U-Bahn; sie geben diese wegen der ständigen Ausfälle und Verspätungen als einen der Hauptfaktoren für ihren Streß an.

2. Arbeitsplatz: Vollgestopfter Raum, unbequeme Stühle, die zu schlechter Haltung führen, Lärm, schlechte Luft und schlechte Beleuchtung können alles Streßfaktoren sein.

Emotional

1. Persönliche Beziehungen können eine gravierende Ursache von Streß sein, wobei Scheidung auf Platz 1 dieser Skala rangiert. Wenn die Dinge in unserem Privatleben steinig sind, dann müssen wir häufig unsere Arbeit und Verantwortung weiterhin in einer Umgebung übernehmen, in der kein Raum für emotionale Turbulenzen ist. Das bedeutet natürlich einen enormen Streß für den Körper, besonders dann, wenn es zu

einem Todesfall in der Familie gekommen ist oder die Beziehung mit dem Partner nicht klappt.
2. Kinder jeden Alters können Eltern eine Vielfalt von Sorgen bereiten: Bedenken wegen ihrer schulischen Leistungen, ihre Freundschaften, Gesundheit, künftige Karriere und späteres Glück können manchmal so große Sorgen hervorrufen, daß die normale Atmung wie bei allem Streß gestört ist, was zu einer flacheren, schärferen, stoßweisen Atmung führt.

Mental

1. Finanzieller Druck: In dieser Zeit der steigenden Preise können die Finanzen die Wurzel sein, die hinter den langen Stunden steckt, die wir bei der Arbeit verbringen sowie hinter den übertriebenen Anforderungen, die wir an uns selbst stellen, um zu überleben. Aber ein Leben zu führen, indem wir arbeiten, um zu essen, und essen, um zu arbeiten, kann uns fertigmachen. Derartige Situationen können den Adrenalinausstoß steigern, was schließlich zur Erschöpfung des Körpers führt und damit die Immunabwehr schwächt, so daß wir anfälliger für ›Krankheiten‹ werden. Wir wissen, daß zum Leben mehr gehört als nur das Überleben und daß wir mit einem unausgewogenen Lebensstil und allem, was dazu gehört, als da wären Reizbarkeit, Verstimmung und Frust, unmöglich glücklich sein können.

2. Berufliche Ungewißheit: Die meisten von uns sehnen sich nach Sicherheit und Zufriedenheit im Beruf. Häufig gehen die beiden nicht Hand in Hand, und wir müssen vielleicht wählen zwischen dem, was wir tun möchten, und einem guten Leben. Natürlich gibt es ein paar Glückliche, die es geschafft haben, beides zu bekommen. Viele meiner Patienten sind sich nicht sicher, welchen Kurs sie einschlagen sollen

und ob sie die Fähigkeit, das Zutrauen und den Mut haben zu tun, was sie wirklich tun wollen. Sollten sie ein Risiko eingehen? Oder sollten sie bleiben, wo sie sind, mit all dem Vertrauten und Sicheren? Das Gefühl, nicht ausgefüllt zu sein, kann sich als Streß manifestieren, denn die Unzufriedenheit findet sicherlich irgendwo ein Ventil, entweder in der Arbeit oder daheim. Wir sind dafür verantwortlich, unseren wahren Bedürfnissen gegenüber ehrlich zu sein, wenn wir keinen Kreislauf aus Streß, Unruhe und Frust auslösen wollen. Das Ergebnis kann schlechte Haltung sein, die sich auf den Hals- und Schulterbereich auswirkt, was zu Kopfschmerzen und sogar Migräne führen kann. Bei manchen Menschen zeigt sich die Anspannung in ihrem Kiefer, vor allem, wenn sie unterdrücken, was sie gern sagen würden – sie verkrampfen die Kiefer oder knirschen nachts mit den Zähnen.

Unbefriedigende Befreiung

Um den Streß aufzuheben, wenden sich die Leute manchmal dem Alkohol, Zigaretten, Drogen oder dem Essen zu. Wie wir nur zu gut wissen, hat all das seinen Preis.

1. Zigaretten: schlechte Lunge, schlechte Haut, Abhängigkeit.
2. Alkohol: Abhängigkeit, Kater, Bluthochdruck, schlechte Haut, Gewichtszunahme.
3. Drogen: Abhängigkeit, chemische Unausgewogenheit des Körpers.
4. Überfressen: Gewichtszunahme, Mangel an Vitalität, Herzprobleme.

Klingt ziemlich mies, was? Aber so muß es nicht sein. Die Aromatherapie kann ein wichtiger Weg sein, um diese Abwärtsspirale aufzuhalten. Sie trägt dazu bei, das Gleichgewicht und die Harmonie im Körper wiederherzustellen: sie ist der erste Schritt auf dem Weg, den Schaden wiedergutzumachen, den Streß verursachen kann. Darüber hinaus ist sie eine völlig natürliche Methode mit ausschließlich positiven Nachwirkungen.

Streß ist möglicherweise ein unvermeidbarer Bestandteil des Lebens im zwanzigsten Jahrhundert. Wie alt wir auch sind, das Leben ist für uns immer ein Kommen und Gehen, ein Auf und Ab, bringt gute und böse Zeiten. Aber unser Leben besteht nicht nur aus diesen wechselnden Ereignissen und Umständen, sondern auch aus unserer ganz eigenen Reaktion darauf. Denken Sie nur einmal daran, daß uns nach einem schönen Urlaub der Verkehr oder die Massen in der Stoßzeit nicht so sehr frustrieren; der reizbare Kunde, mit dem wir es in der Arbeit zu tun haben, nervt uns nicht mehr so sehr. Aber ein paar Wochen später, wenn wir erschöpft sind und wieder mitten drin im schnellen Leben, dann kann uns all das wieder als zuviel erscheinen. Die innere Einstellung ist über alle Maßen wichtig; die Ausgewogenheit von Körper und Geist ist notwendig – aber wir können nicht immer Urlaub nehmen oder auch nur lange Wochenenden. Ein anderer Weg, den die Menschen manchmal einschlagen, ist der Versuch, Äußerlichkeiten zu verändern – ein Zimmer neu einzurichten, zum Friseur zu gehen, umzuziehen usw. – aber letzten Endes müssen die wirkliche Veränderung und die wahre Empfindung und Lebensfreude von innen kommen. Und genau hier kann die Behandlung mit Aromatherapie wie ein wirklicher Lebensretter erscheinen.

Behandlung durch eine/n Aroma-Therapeuten/in

Eine gute Aromatherapeutin wird mit Ihnen über Ihre Lebensgewohnheiten sprechen und Ihnen Ratschläge erteilen, wie Sie die Bedingungen ändern können, die Ihnen Streß erzeugen. Er oder sie raten vielleicht zu einer besseren Zeiteinteilung, zu Sport, Diät oder sogar zu Psychotherapie. Aber die Hauptsache ist die Behandlung, die auf das Nervensystem einwirkt und so dieses kostbare Gefühl der Ruhe und des Wohlergehens wiederaufbaut. Ich wünschte, ich hätte eine Kamera, um Vorher/Nachher-Aufnahmen von meinen Patienten machen zu können. Manchmal sind sie gestreßt, verspannt und fertig, wenn sie zu mir kommen, und brechen förmlich mit einem müden Seufzer auf der Couch zusammen. Es ist erstaunlich, wie eine Stunde Massage mit den richtigen Ölen die Verspannungen einer ganzen Woche lockern kann, wie verkrampfte Muskeln sich lockern, wie sich der ganze Körper entspannt. Ihre Gesichter sehen anschließend ganz anders aus – friedlich, ›gewaschen‹ und oft viel jünger. Es gibt nichts, was älter macht als Streß – wöchentliche Sitzungen mit Aromatherapie tragen dazu bei, ihn im Zaum zu halten.

Hausbehandlung

Manchmal ist der Besuch bei einer Therapeutin, aus welchem Grund auch immer, nicht möglich. Vielleicht ist sie ausgebucht, oder Sie können keine Zeit finden, die Ihnen beiden angenehm ist. Sie können inzwischen von den Ölen daheim im Bad oder bei einer Massage profitieren.

Daheim kann es zu allen Arten von streßreichen Situationen kommen – Prüfungsängste, Mißverständnisse zwischen

Familienmitgliedern, Probleme mit der Arbeit usw. Es gibt Öle für all diese verschiedenen Umstände. Von vielen der essentiellen Öle heißt es, sie hätten eine entspannende Wirkung, und das ist tatsächlich der Fall. In diesem Kapitel möchte ich gern ein wenig näher auf diesen Punkt eingehen, denn das wunderbare an den Ölen ist ja, *wie* sie entspannen. Das tun sie alle auf unterschiedliche Art. Manche entspannen Sie so sehr, daß sie fast einschlafen. Andere entspannen und beleben gleichzeitig. Im folgenden finden Sie eine Liste von Ölen, die unter streßreichen Bedingungen günstig sind und welche Hilfe sie bieten können. Suchen Sie dasjenige aus, das zu einer bestimmten Zeit genau richtig für Sie ist.

Basilikum: Trägt zur Wiederbelebung und Klärung eines müden Gehirns nach exzessiver Konzentration bei.

Benzoin: Vermittelt ein angenehmes, träges, warmes Gefühl wie ein Bad in der warmen Sonne.

Bergamotte: Gut, wenn man erschöpft ist und sich ein wenig niedergeschlagen fühlt, da es wunderbar erhebend wirkt.

Geranium: Kann ein Gefühl von Harmonie und Ausgeglichenheit wiederherstellen.

Jasmin: Ein beruhigendes, heiteres Öl, das die Laune verbessert, tröstet und das Gefühl innerer Schönheit vermittelt (toll, wenn Sie sich alt und müde fühlen).

Kamille: Ein beruhigendes Öl, das am besten eingesetzt wird, wenn man aufgeregt oder unruhig/rastlos ist.

Lavendel: Entspannend bis hin zur Schläfrigkeit. Gut geeignet für spät abends, wenn Ihr Körper müde ist, ihr Geist aber noch wie wild arbeitet.

Majoran: Ein gutes Öl, das Ihnen hilft, abzuschalten.

Mandarine: Ein besänftigendes Öl, das besonders zu empfehlen ist, wenn sich der Streß als Knoten in Ihrem Magen manifestiert.

Melisse: Wirkt gegen tiefe Unruhe und Sorge, trägt dazu bei, trübe Gedanken zu verjagen.

Muskateller-Salbei: Entspannend bis an den Rand der Euphorie (nicht das richtige Öl, wenn Sie bereits auf Wolken schweben).

Patschuli: Vermittelt ein Gefühl von Wärme und Freundlichkeit (ein Öl, das sich gut in einem Raum verbrennen läßt, um eine angenehme Stimmung des Willkommens zu erzeugen).

Rose: Der große Heiler. Kann das Gefühl vermitteln, ›zentriert‹ und wieder ganz zu sein.

Rosenholz: Schenkt ein fröhliches, heimeliges Gefühl.

Rosmarin: Kann einen müden Körper wiederbeleben.

Sandelholz: Kann Ihre Energie schützen und erhalten und Mut geben, weiterzumachen.

Tangerine: Ein hervorragendes Nerventonikum.

Vetiver: Das Öl der Beruhigung (zusammen mit Sandelholz, vor allem von Männern geschätzt).

Ylang-Ylang (Orchideenöl): Schenkt das Gefühl des Dahinschmelzens; es kann entspannen und gleichzeitig erheben.

Zedernholz: Ich finde, alle Öle mit Holzaroma vermitteln ein Gefühl der Erdverbundenheit. In Zeiten, in denen Sie sich mit Zukunftsplänen befassen, können Sie in einen traumähnlichen Zustand verfallen: Sie sind geistesabwesend, verlegen Schlüssel, verlieren Bücher usw. Die ›Hölzer‹ können Sie wieder auf die Erde zurückholen. Zedernholz wirkt auch beruhigend.

Auftragen der Öle

Aromatische Bäder: Überlegen Sie, wie Sie sich fühlen und wie Sie sich gern fühlen würden. Ziehen Sie die Liste der ›Streß‹-Öle zu Rate und wählen Sie das entsprechende aus. An einem Tag mag ein Öl genügen – in diesem Fall geben Sie vier bis sechs Tropfen in Ihr Bad. An einem anderen Tag haben Sie vielleicht das Gefühl, eine Mischung aus drei Ölen wäre erforderlich – in diesem Fall reichen zwei Tropfen von jedem aus. Danach legen Sie sich einfach zurück und lassen sich davon durchdringen.

Massage: Wenn Sie es übertrieben haben, ist nichts willkommener als eine gute Massage, besonders eine mit dem zusätzlichen Luxus essentieller Öle. Die Vorzüge sind vielfältig: Das Öl fühlt sich wunderbar an; es stimuliert den Kreislauf; es kann Schmerzen in Muskeln und Gelenken lindern; es trägt dazu bei, Spannungen zu lösen; zu hoher Blutdruck wird gesenkt (ich habe einmal über einer Apotheke gearbeitet, und der Apotheker hat häufig den Blutdruck eines Patienten vor und nach einer Aromatherapie-Sitzung gemessen. immer war er anschließend niedriger); das Immun-System wird angeregt; häufig schlafen die Patienten anschließend tiefer und besser (manchmal sogar schon während der Therapie); und schließlich fördert es das Bewußtsein von Verspannungen, die im Körper gefangen sind, sowie das Bedürfnis nach Entspannung und Lockerung.

Das Erlernen der Massage

Ich habe lange und gründlich darüber nachgedacht, ob ich einen Abschnitt darüber aufnehmen sollte, wie man massiert. In der Vergangenheit haben dies schon viele Autoren versucht, aber meiner Meinung nach kann es dem Leser eine Menge Streß bereiten, wenn er versucht, die Anleitungen zu befolgen. So habe ich beschlossen – da es in diesem Kapitel darum geht, Streß abzubauen und ich gewiß keinen erzeugen will – jeden Versuch einer derartigen Unterweisung unterbleiben zu lassen. Ich glaube, daß Sie sehen müssen, was zu tun ist, um Anweisungen zu befolgen. Da es sich um eine wundervolle und nützliche Fähigkeit handelt, sowohl für lange als auch für kurze Massage (eine zehn-Minuten-Massage kann Kopfschmerzen bereits vertreiben), rate ich Ihnen:

Besuchen Sie einen Massagekurs in Ihrem Heimatort: Es ist zu Ihrem eigenen Nutzen, Sie müssen keinen langen Kursus besuchen, in dem auch die Anatomie und Physiologie gelehrt werden. Häufig gibt es in den Ortsverbänden laufende Kurse, und Reformhäuser und Clubs geben immer Hinweise auf Tages- und Wochenendkurse. An einem dieser Kurse teilzunehmen wäre die bei weitem beste Lernmethode, da Sie dabei zusehen können, wie eine Massage verabreicht wird, und weil Sie unter erfahrener Anleitung üben können. Sie werden überrascht sein, wieviel Sie an einem Wochenende aufnehmen können. Man wird Sie die wichtigsten Grundbegriffe lehren:

Effleurage: Lange, streichende Bewegungen, wie sie häufig in der schwedischen Bewegungstherapie eingesetzt werden.

Pettrisage: Knetende Bewegungen.

Reiben

Streichen: Mit der Handinnenfläche ausgeführt.
Hacken: Mit den Handkanten ausgeführt.

Ein Lehrer kann den richtigen Druck demonstrieren und Ihnen zeigen, wie Sie Ihr Körpergewicht einsetzen. Außerdem können Sie Fragen stellen, wenn Sie etwas nicht verstanden haben.

Wenn Sie mit einem/r Freund/in oder Partner/in daran teilnehmen, können Sie aneinander üben. Wenn Sie dann sicherer sind, können Sie sich gegenseitig massieren, wenn es nötig wird.

Wenn Sie Massieren professionell erlernen wollen, dann dauern die Kurse länger und sind sehr viel gründlicher. Doch kürzere Kurse für den Hausgebrauch können von unschätzbarem Wert sein. Die Fähigkeiten, die Sie an einem oder an zwei Wochenenden erwerben, halten ein Leben lang vor. (Man sollte sie in der Schule lehren, zusammen mit der Hauswirtschaftslehre. Heutzutage ist alles, was Streß bekämpft, von großem Wert.)

Lernen durch regelmäßige Behandlungen: Suchen Sie verschiedene Therapeuten auf. Jeder hat seinen eigenen Stil, und Sie können von jedem lernen. Beachten Sie die unterschiedlichen Griffe und den Druck. Beobachten Sie, was sie tun, und versuchen Sie es später selbst. Es ist wichtig, Empfänger zu sein, wenn man lernt, denn so spüren Sie an sich selbst, was guttut und was nicht.

Nützliche Tips: Hier ein paar Tips für Sie, wenn Sie die Grundregeln gelernt haben.

1. Gehen Sie langsam und sanft vor. Stürzen Sie sich nicht auf die Aufgabe, denn es gibt nichts Schlimmeres als das Gefühl, daß Ihnen jemand eine Massage gibt und sie hin-

ter sich bringen will. Ein Großteil Ihrer Energie wird auf den Körper übertragen, den Sie behandeln. Also seien Sie ruhig, und atmen Sie lang und tief, während Sie massieren.

2. Arbeiten Sie mit unterschiedlichen Geschwindigkeiten, Strichen und Druck.
3. Fragen Sie nach dem gewünschten Druck. Manche Menschen sind zu höflich oder zu schüchtern, um zu sagen ›fester‹ oder ›sanfter‹.
4. Sorgen Sie für eine entspannte und ungestörte Umgebung: Telefon aushängen, Fernseher ausschalten, Kinder aus dem Weg. Vergewissern Sie sich, daß das Zimmer warm ist (die Körpertemperatur fällt deutlich ab, wenn man still liegt und massiert wird). Halten Sie ausreichend Tücher und Decken bereit, falls danach verlangt wird.
5. Verwenden Sie sanftes Licht, das angenehm für die Augen ist.
6. Achten Sie auf Ihre Haltung und beugen Sie die Knie – nicht nur den Rücken.
7. Setzen Sie Ihr Körpergewicht ein und nicht Ihre Muskeln. Auf diese Weise werden Sie anschließend nicht so erschöpft sein, daß Sie selbst eine Massage benötigen, um sich zu erholen.
8. Im Winter ist es ein wunderbares Gefühl, wenn das Öl angewärmt wurde. Stellen Sie es also vor der Massage in einem kleinen Topf auf die Heizung. Wärme kann ausgesprochen beruhigend sein, also halten Sie auch die Tücher auf der Heizung warm, während Sie am Körper arbeiten. Auf diese Weise können die Bereiche des Körpers, die bereits behandelt wurden, mit Wärme bedeckt werden.
9. Wärmen Sie Ihre Hände, ehe Sie anfangen. Es gibt nichts

Schlimmeres als eiskalte Hände, die sich einem auf den Körper legen.

10. Musik hilft den Menschen manchmal, sich zu entspannen, da sie von den momentanen Problemen ablenkt. Erkundigen Sie sich, was sie gern hätten, denn manche Leute ziehen Stille vor. Vielleicht bitten Sie die Patienten, etwas ihrer Wahl mitzubringen oder sich etwas Ruhiges, Entspannungsförderndes auszusuchen.
11. Seien Sie zuversichtlich.

4

Aromatherapie und Schönheit

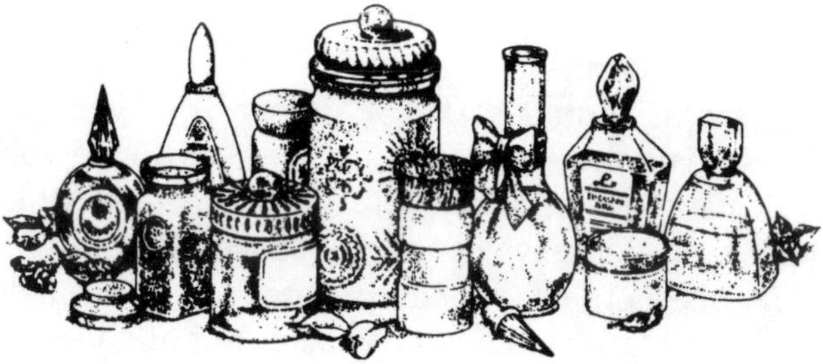

Essentielle Öle und Ihre Haut

Als ich meinem Mann das erste Mal eine Gesichtsbehandlung machte, konnte er gar nicht darüber hinwegkommen, wie gut seine Haut aussah. Nicht nur das, am nächsten Tag erzählte er, daß eine Reihe von Mitarbeitern ihn gefragt hätten, was er getan hätte, um so gut auszusehen – sogar jünger! Wie oft hören oder lesen wir von Seren, Mixturen und Lotionen zu exorbitanten Preisen, verpackt und abgefüllt in prachtvolle Schachteln und Flaschen, auf die komplizierte Theorien darüber gedruckt sind, wie sie unsere Haut verändern können. Ich habe selbst eine ganze Reihe ausprobiert, aber ich kann ehrlich sagen, daß ich nur ein einziges Mal eine wirklich dramatische Verbesserung meiner Haut bemerkt habe: nämlich als ich anfing, essentielle Öle für meine tägliche Gesichtspflege anzuwenden.

Zuerst einmal stimmt es, daß Schönheit von innen kommt. Was wir essen und wie wir leben, spiegelt sich für gewöhnlich in dem Zustand unserer Haut, die häufig einer Art Müllhalde für inneres Ungleichgewicht ähnelt, das sich in Mitessern und Pickeln manifestiert. Mit Make-up kann man es nur teilweise abdecken, und tatsächlich kann es alles nur noch schlimmer machen, weil es eine bereits kranke Haut noch verstopft.

Einige der Ursachen für eine schlechte oder tote Haut, abgesehen von Erbfaktoren, sind Rauchen, Alkohol, schlechte Ernährung (zuviel Zucker, Weißmehl, nicht genügend frisches Obst und Gemüse), Streß, Schlafmangel, Krankheit, Bewegungsmangel und Mangel an Hautpflege. Wenn irgendeiner dieser Faktoren auf Sie zutrifft, dann überlegen Sie einmal, was Sie äußerlich tun können. Das Wundervolle an den essentiellen Ölen ist, daß sie tatsächlich die Fähigkeit haben, die Hautoberfläche zu durchdringen und von innen zu wirken.

Die Haut besteht aus drei Schichten. In der Unterhaut (Subcutis) sind die Muskeln und das Fettgewebe eingebettet. Die mittlere Schicht (Corium oder Lederhaut) enthält Blut- und Lymphkanäle, Nervenenden, Haarwurzeln, Talg- und Schweißdrüsen. Die Talgdrüsen produzieren Talg, der die Haut fettet und die Feuchtigkeit in den Zellen bindet. Talg erhält auch die Elastizität der Haut. Die Schweißdrüsen sorgen für Schweiß, der durch die Poren austritt. Sind diese Poren verstopft, entstehen Mitesser. Der Grad der Aktivität von Talg- und Schweißdrüsen bestimmt, ob die Haut trocken, fettig oder normal ist. Die oberste Schicht, die Epidermis, besteht im wesentlichen aus toten und verhornten Zellen. Sie wandern nach oben und erneuern sich beständig selbst – ein Prozeß, der im Alter deutlich langsamer wird.

Da die Öle direkt bis in die unterste Hautschicht vordringen, kann die Veränderung von innen heraus stattfinden. Hautzellen können von bestimmten Ölen genährt werden, während andere Öle regenerierend wirken, den Zellwechsel anregen; wieder andere können das Gleichgewicht wiederherstellen, wenn eine Unter- oder Überfunktion der Talgdrüsen besteht.

Trockene Haut

Menschen mit trockener Haut haben zu wenig aktive Talgdrüsen, die unfähig sind, das Fett zu produzieren, das nötig ist, um einen Feuchtigkeitsverlust der Haut zu verhindern. Dies kann einer Reihe von Faktoren zugeschrieben werden –

Krankheit, Sonne, Sonnenbänken, kalten Winden, Diät, der es an wesentlichen Nährstoffen fehlt, Alkohol, Zentralheizung und Antibiotika, um nur einige zu nennen. Nach einer sanften Reinigung und Erfrischung ist es erforderlich, das Fett zuzuführen, das nicht produziert worden ist, und die Drüsen zu normaler Funktion anzuregen.

Reinigung: Dies ist immer ein wesentlicher Schritt bei der Gesichtspflege: den Staub und die Schadstoffe zu entfernen, die sich im Laufe des Tages angesammelt haben. Trockene Haut muß sanft behandelt werden. Wählen Sie also ein mildes, unparfümiertes Reinigungsmittel, und meiden Sie vor allem stark duftende, chemische Seifen.

Erfrischen: Kamillen-, Rosenwasser- oder Hagebuttentonikum sind eine gute Basis, um trockene Haut zu erfrischen. Ihnen können Sie ein paar Tropfen Geranium oder Ylang-Ylang hinzufügen.

Es ist leicht, eine Mischung daheim herzustellen. Lassen Sie drei bis vier Kamillen- oder Hagebutten-Teebeutel in einem halben Liter kochendem Wasser ziehen. Fügen Sie der abgekühlten Lösung ein paar Tropfen Ihres essentiellen Öls hinzu, und Sie haben das perfekte Tonikum. Stellen Sie alle sieben bis zehn Tage eine frische Mischung her.

Feuchtigkeitspflege: Solange die Haut noch feucht ist, tragen Sie ein feuchtigkeitsspendendes Gesichtsöl auf. Dies ist die wichtigste Stufe in der Pflege trockener Haut. Es reicht nicht aus, immer größere Mengen irgendeines alten Feuchtigkeitsspenders aufzutragen. Nötig ist ein Öl, das unter die Oberfläche der trockenen, toten Haut tief eindringt, um die Talgdrüsen anzuregen.

Essentielle Öle: Geranium, Rose, Sandelholz oder Neroli (auch Ylang-Ylang und Rosenholz oder Patschuli). Tragen Sie die Öle nicht direkt auf Ihr Gesicht auf, sondern mischen Sie sie zuerst mit einem Basisöl. Normalerweise ergeben 3 Prozent essentiellen Öls eine adäquate Mischung.

Basisöl: Jojoba ist immer eine gute Wahl, da es einen wunderbaren, seidenweichen Schimmer auf der Haut zurückläßt und eine ausgezeichnete Grundlage abgibt. Auch Avocadoöl ist gut für trockene Haut, weil es so reichhaltig ist. Weizenkeimöl trägt bei jeder Mischung dazu bei, sie zu konservieren. Mandel- und Aprikosenkernöl sind ebenfalls zu empfehlen, weil sie leicht absorbiert werden.

Jedes dieser Öle, einzeln oder gemischt verwendet, gibt ein gutes Gesichtsöl. Wählen Sie dasjenige aus, das Ihnen am liebsten ist. Mandel- und Aprikosenkernöl sind leichter als die anderen, aber sie alle sind zur Verdünnung der essentiellen Öle geeignet und werden von der Haut absorbiert.

Wenn Sie sich nicht die Mühe machen wollen, ein Öl selbst zu mischen, und wenn Sie eine Feuchtigskeitscreme haben, mit der Sie zufrieden sind, versuchen Sie einmal, ihr ein wenig essentielles Öl hinzuzufügen. Mischen Sie es gut und schauen Sie, ob irgendeine Verbesserung eintritt. Ich bin davon überzeugt! Auch hier gilt: 2 bis 3 Prozent essentielles Öl auf der Grundlage sind ausreichend.

Wöchentliche Behandlung: Kaufen Sie irgendeine unparfümierte Nährmaske für trockene Haut. Geben Sie genug für eine Behandlung in ein kleines Gefäß, fügen Sie dann jeweils einen Tropfen Rosen-, Sandelholz- und Geraniumöl hinzu. Tragen Sie diese Mischung auf Ihr Gesicht auf und lassen Sie diese laut Gebrauchsanweisung einziehen. Die anderen Öle für trockene Haut – Neroli, Patschuli, Ylang-Ylang und Rosenholz – können ebenfalls kombiniert verwendet werden.

Als Alternative mischen Sie sich Ihre eigene Maske aus Hafermehl, Mandelöl, Wasser und drei bis vier Tropfen essentiellen Öls für trockene Haut. Lassen Sie die Maske zehn Minuten wirken, nehmen Sie sie dann ab, und tragen Sie ihre aromatische Feuchtigkeitspflege auf.

Fettige Haut und Akne

In diesem Fall sind die Talgdrüsen überaktiv und produzieren überschüssiges Fett. Dieses Ungleichgewicht kann durch schlechte Ernährung hervorgerufen werden, wie Tee, Kaffee, fette oder scharfe Gerichte und Zucker, weshalb all diese Gerichte am besten gemieden werden. Außerdem ist es ratsam, viel Wasser zu trinken und sich ballaststoffreich und mit viel frischem Obst und Gemüse zu ernähren.

Reinigung: Es ist äußerst wichtig, fettige Haut sehr sauber zu halten, sonst verstopfen die Poren mit Make-up oder Staub, und Mitesser oder Pickel sind die Folge. Verwenden Sie ein mildes, unparfümiertes Reinigungsmittel und fügen Sie einen Tropfen Wacholder und einen Tropfen Limone hinzu. Alle Öle haben antiseptische Wirkung, was dazu beiträgt, Bakterien in Schach zu halten und Flecken und Pickel zu verbannen.

Gesichtswasser: Verwenden Sie entweder Orangenwasser oder eine Kamillenmischung (dieselbe wie für trockene Haut) oder eine Mischung aus Kamille und Hamamelis. Sie können jedes natürliche Gesichtswasser ohne Chemikalien oder Parfüm benutzen. Fügen Sie einem guten halben Liter Gesichtswasser zwei Tropfen Wacholder hinzu, zwei Tropfen Bergamotte und zwei Tropfen Limone.

Feuchtigkeitspflege: Häufig haben Menschen mit fettiger Haut eine Abneigung, Öl aufzutragen, und versuchen, alle Spuren ihres natürlichen Hautfetts zu entfernen. Jedoch benötigt jede Haut ein wenig Fett, als Schutz und zum Erhalt der Feuchtigkeit. Wenn man versucht, die Haut zu entfetten, setzt man einen Teufelskreis in Bewegung, da die Drüsen versuchen, noch mehr Fett zu produzieren. Nötig ist hier etwas, um an die Wurzel des Übels zu gelangen, nämlich einen regulierenden Einfluß auf die Talgdrüsen zu nehmen. Bestimmte essentielle Öle vermindern deren Aktivität. Mit Zeit und ständiger Anwendung werden die gewünschten Ergebnisse erzielt, wird die Unausgewogenheit korrigiert, und anhaltende, deutliche Besserung wird erreicht, da die Veränderungen von innen kommen.

Essentielle Öle: Limone, Bergamotte, Wacholder, Geranium, Sandelholz (Geranium und Sandelholz sind sowohl für die trockene als auch die fettige Haut gut), Neroli und Lavendel (diese beiden letzten sind auch besonders gut geeignet, wenn Aknennarben im Gesicht zurückgeblieben sind, da sie dazu beitragen, Narben und Makel zu beheben).

Basisöle: Für die fettige Haut zieht man gewöhnlich die feineren Öle vor, wie Aprikosenkern- oder Pfirsichkernöl. Wieder sind 2-3 Prozent essentielles Öl ausreichend. Wenden Sie die Mischung täglich an.

Wöchentliche Anwendung

Dampfbäder: Um die Haut sauber und die Poren rein zu halten, kochen Sie etwas Wasser, geben es in eine Schüssel und fügen zwei Tropfen Wacholder, zwei Tropfen Bergamotte und zwei Tropfen Lavendel hinzu. Bedecken Sie den Kopf mit einem Tuch und lassen Sie den Dampf in Ihr Gesicht aufsteigen. Spritzen Sie Ihre Haut anschließend mit kaltem Wasser ab, um die Poren zu schließen.

Kompressen: Alternativ stellen Sie die oben genannte Mischung in einer Schüssel her, aber diesmal tauchen Sie ein Tuch oder Mull in die Lösung. Legen Sie diese Kompresse für zehn Minuten auf Ihr Gesicht. Anschließend tragen Sie ein wenig Ölmischung auf.

Normale Haut

Selbst bei guter, gesunder Haut ist es nur vernünftig, sie zu pflegen und schon in jungen Jahren damit anzufangen.

Reinigung: Verwenden Sie ein beliebiges, mildes, unparfümiertes Reinigungsmittel.

Gesichtswasser: Verwenden Sie Rosenwasser, Kamille oder jedes beliebige natürliche Gesichtswasser, dem Sie ein paar Tropfen Ylang-Ylang, Lavendel, Neroli oder Kamille hinzufügen könnten.

Feuchtigskeitspflege: Stellen Sie aus 3 Prozent essentiellem Öl und 97 Prozent Pflanzenöl ein Gesichtsöl her.

Essentielle Öle: Rose, Patschouli, Geranium, Sandelholz, Jasmin, Ylang-Ylang oder Limone.

Basisöle: Jojoba, Aprikose, Mandel oder Pfirsichkern geben eine ausgezeichnete Basis ab.

Wöchentliche Anwendung: Fügen Sie einer natürlichen Hautmaske drei Tropfen eines essentiellen Öls für ›normale Haut‹ hinzu, oder mischen Sie sich Ihre eigene Maske aus Obst (Aprikosen, Pfirsiche, Äpfel) oder Salatgurken. Fügen Sie dem Brei drei Tropfen essentielles Öl hinzu und tragen Sie diese Mischung auf Ihr Gesicht auf. Lassen Sie die Maske zehn Minuten lang wirken. Nachdem Sie den Brei entfernt haben, tragen Sie ein wenig von Ihrer Feuchtigkeitscreme auf.

Alternde Haut

Im Durchschnitt dauert es 120 Tage, bis die neuen Zellen aus der Lederhaut bis an die Oberfläche gewandert sind und absterben. Dieser Prozeß verläuft mit zunehmendem Alter immer langsamer, und die Zellen werden nicht mehr so häufig ersetzt. So kommt es, daß die Haut an der Oberfläche ziemlich müde aussehen kann. Zusätzlich fangen auch die Elastinfasern und das Netz aus Collagen in der Dermis, ursächlich für die Elastizität der Haut, an, sich zu verändern. Die Haut verliert ihre Geschmeidigkeit und das straffe Aussehen.

Face-lifts können die Haut straffen und die Falten glätten, aber sie können den Muskeltonus nicht verbessern, der der Haut ihr jugendliches Aussehen verleiht. Wenn jemand unter Spannung steht, dann ziehen sich die Muskeln im Gesicht zusammen, und die Haut wird faltig. Ist die Spannung von

Dauer, werden diese Falten dauerhaft (man muß sich nur einmal die gerunzelte Stirn oder die Lachfalten der Menschen anschauen). Am Ende gräbt sich der Ausdruck, den Sie in Ihrem Leben gewohnheitsgemäß zur Schau stellen, in Ihr Gesicht ein. Deshalb ist es immer gut, gegen Streß anzugehen und die Spannung so bald wie möglich abzubauen, ehe sie Falten in Ihrem Gesicht hervorruft. Frühe Anwendung der essentiellen Öle zur Gesichtspflege wird Ihrer Haut helfen, und vollständige und regelmäßige aromatherapeutische Behandlungen werden Ihren gesamten Körper entspannen. So können Sie verhindern, daß sich Streß anstaut und zu einem zu frühen Zeitpunkt sich in Ihrem Gesicht niederschlägt. Regelmäßige Anwendung essentieller Öle kann die Jahre nicht zurückdrehen, aber sie kann gewiß dazu beitragen, den Alterungsprozeß zu verlangsamen. Je früher Sie anfangen, desto besser. Die Öle regen die Haut an, sich zu erneuern, und geben ihr einen Teil ihrer Vitalität zurück.

Reinigung: Verwenden Sie ein mildes, unparfümiertes Reinigungsmittel, um Rückstände auf der Oberfläche zu entfernen.

Gesichtswasser: Rosenwasser oder Kamillen-Tonikum sind sanft auf der Haut. Fügen Sie der Mischung ein paar Tropfen Lavendel hinzu.

Feuchtigkeitspflege: Dies ist der wichtigste Teil der Routine bei alternder Haut, die belebt und genährt werden muß. Wie zuvor nehmen Sie 3 Prozent essentielles Öl auf 97 Prozent pflanzliches Basisöl.

Essentielle Öle: Rose, Neroli, Weihrauch, Myrrhe, Patschuli, Limone, Sandelholz, Karotte.

Basisöle: Häufig ziehen Menschen mit alternder Haut die reichhaltigeren Basisöle vor (wie bei trockener Haut): Weizenkeim, Avocado, Sesam und Jojoba. Ich finde, daß diese gut arbeiten, gemischt mit den leichteren wie Pfirsichkern- oder Aprikosenkernöl. Tragen Sie Ihr Gesichtsöl täglich auf, und vergessen Sie dabei Ihren Hals nicht.

Wöchentliche Anwendung: Dieselbe wie bei trockener Haut. Verwenden Sie die essentiellen Öle, die in diesem Abschnitt aufgeführt wurden.

Kompressen: Eine wöchentliche Kompresse unter Verwendung von Weihrauch, Patschouli und Rose eignet sich ausgezeichnet für eine reifere Haut. Kochen Sie einen guten halben Liter Wasser und fügen Sie zwei Tropfen von jedem der Öle hinzu. Tränken Sie ein Tuch oder Mull darin, legen Sie es sich auf Ihr Gesicht und lassen Sie es zehn Minuten wirken.

Geschwollene Augen, Ringe oder Tränensäcke unter den Augen werden am besten behandelt, indem man zwei Beutel Kamillentee in kochendem Wasser ziehen läßt. Drücken Sie die überschüssige Feuchtigkeit aus den Beuteln, und wenn sie abgekühlt sind, legen Sie einen auf jedes geschlossene Auge, fünf bis zehn Minuten lang. Dies ist ausgesprochen beruhigend bei müden Augen und kann die Schwellung lindern.

Essentielle Öle und Ihr Körper

Warum kein Öl für Ihren ganzen Körper anfertigen, das die Haut überall nährt? Sie können es auf eine der folgenden Arten auftragen:

1. Ehe Sie in ein warmes Bad steigen, reiben Sie sich über

und über mit Öl ein, dann tauchen Sie in das Wasser ein. Seine Wärme trägt dazu bei, daß das Öl in die Haut einsikkern kann.

2. Geben Sie ein paar Teelöffel des selbstgemachten Öls ins Bad, so wie Sie es mit jedem anderen Badeöl auch machen würden.
3. Reiben Sie sich nach dem Bad über und über mit Ihrem selbstgemachten Öl ein. (Hier ein Wort der Warnung: Achten Sie darauf, nicht zu oft zu *heiße* Bäder zu nehmen, da diese die Haut austrocknen können. Es ist besser, das Wasser ein wenig abkühlen zu lassen, ehe man hineinsteigt.)

Rezepturen für Körperöl: Sie können Ihr Körperöl mit 2 Prozent essentiellem Öl und 98 Prozent Basisöl anfertigen. Jedes Basisöl, das bei den verschiedenen Hauttypen erwähnt wurde, eignet sich dafür. Wählen Sie Ihres danach aus, ob Sie ein reichhaltigeres oder ein leichteres Öl vorziehen, und berücksichtigen Sie auch Ihren Hauttyp. Für Bad und Körper wäre es schön, eine angenehme Duftkombination zu verwenden. Hier einige Vorschläge.

Für Frauen: Rose, Lavendel und Sandelholz; Jasmin, Limone und Patschouli; Neroli, Lavendel und Sandelholz, Ylang-Ylang, Limone und Sandelholz; Rose, Rosenholz und Geranium.

Für Männer: Limette, Lavendel und Zedernholz.

Essentielle Öle und Ihr Haar

Ihr Haar ist häufig das, was die Menschen als erstes an Ihnen bemerken, und wie Ihre Haut kann es viel über Sie verraten. Eine gute Ernährung und eine gesunde Lebensführung schenken einen gesunden Kopf mit glänzendem Haar, dagegen lassen falsche Ernährung, Krankheit und Streß das Haar stumpf aussehen. Es gibt sogar Menschen – Männer wie Frauen –, denen in Streßphasen die Haare ausgehen.

Die Art, wie wir unser Haar behandeln, kann schädigend sein: Haartrockner, Tönungen, Bleichmittel, Shampoos mit chemischen Zusätzen, Sonne und Meer verlangen ihren Preis. Wie bei der Haut muß das erste Heilmittel für gutes Haar von innen heraus kommen, indem man die notwendigen Veränderungen in der Ernährung oder Lebensweise vornimmt. Die essentiellen Öle jedoch können bei der Pflege des Haares helfen und dazu beitragen, seine gute Form wiederherzustellen, da sie die Kopfhaut durchdringen.

Fügen Sie Ihrem gewöhnlichen Shampoo und der Spülung Öle hinzu: Man kann nicht von jedem Menschen verlangen, daß er sich die Mühe macht, alle Zutaten selbst zu sammeln, um sein eigenes, völlig natürliches Shampoo herzustellen. Aber man kann den Produkten, die auf dem Markt sind, einige der essentiellen Öle hinzufügen. Wenn Sie Haarpflegemittel kaufen, vergessen Sie nicht, daß manche voll sind von Chemikalien, daß einige auf chemischen Reinigungsmitteln basieren, die dem Haar nichts Gutes tun. Es ist oft nicht einfach, die chemische Zusammensetzung dieser Produkte zu bestimmen, da die Bestandteile auf der Packung nicht immer ausgewiesen sind. Aber zum Glück findet man in vielen Reformhäusern Naturprodukte: diese Geschäfte haben es sich zur Aufgabe gemacht, nur chemiefreie Produkte zu führen.

Wenn Sie eine Haarspülung kaufen, sollten Sie ein Produkt wählen, dem Protein (Keratin und Lecithin) zugefügt worden ist, da dies dazu beiträgt, Ihr Haar gesund zu erhalten.

Essentielle Öle für das Haar:
Normales Haar: Rosmarin, Limone, Lavendel, Zedernholz.
Trockenes Haar: Sandelholz, Kamille, Rosmarin, Lavendel.
Fettiges Haar: Zypresse, Limone, Rosmarin.

Auf 100 ml Shampoo oder Spülung geben Sie zwischen zehn und zwölf Tropfen essentielles Öl.

Geben Sie der letzten Spülung essentielle Öle hinzu
Wenn Ihr Haar trocken oder fettig ist, geben Sie sechs Tropfen essentielles Öl in die letzte Spülung. Ist es normales Haar, können Sie das essentielle Öl ausschließlich wegen seiner Auswirkung auf die Haarfarbe auswählen.
Bei dunklem Haar: Rosmarin, Zedernholz.
Bei hellem Haar: Kamille, Limone.

Wenn Sie der letzten Spülung darüber hinaus noch zwei Eßlöffel Apfelessig hinzugeben, wird dies Ihrem Haar zusätzlichen Glanz verleihen.

Monatliche Anwendung: Manchmal benötigt das Haar ein wenig zusätzliche Pflege. In diesem Fall sollten Sie folgende Behandlung ausprobieren:
Fettiges Haar: 50 ml Mandelöl, 5 ml Jojoba, zehn Tropfen Limone, sechs Tropfen Rosmarin, vier Tropfen Bergamotte.
Trockenes Haar: 50 ml Mandelöl, 5 ml Jojoba, zehn Tropfen Sandelholz, fünf Tropfen Lavendel, fünf Tropfen Kamille.
Normales Haar: 50 ml Mandelöl, 5 ml Jojoba, zehn Tropfen Rosenholz, fünf Tropfen Rosmarin, fünf Tropfen Limone.

Teilen Sie Ihr Haar ab, und tragen Sie das Öl großzügig von den Wurzeln bis zu den Spitzen auf. Bedecken Sie das Haar mit einem vorgewärmten Handtuch, und lassen Sie es eine halbe Stunde so (bis zu einer Stunde, wenn Ihr Haar trocken ist). Wenn es daran geht, das Öl auszuwaschen, tragen Sie erst das Shampoo auf, ehe Sie Wasser hinzufügen. Massieren Sie das Shampoo gründlich ein. Dann wie gewöhnlich waschen. Auf diese Weise wird das Öl gründlicher entfernt.

Bei dünner werdendem Haar: Verwenden Sie Zedernholzöl für Ihre Haarprodukte, und massieren Sie wöchentlich eine Mischung von acht bis zehn Tropfen Zedernholzöl und 25 ml eines Basisöls in Ihre Kopfhaut ein. Massieren Sie die Kopfhaut gründlich (vielleicht bitten Sie eine/n Freund/in, das für Sie zu tun). Man weiß, daß Zedernholz den Haarwuchs anregt.

Bei Schuppen: Eukalyptus, Rosmarin und Limone, diese essentiellen Öle werden Ihnen dabei helfen, die Schuppen im Zaum zu halten. Man verwendet sie, wie oben beschrieben, in einer wöchentlichen Massage, und gibt sie den üblichen Haarpflegeprodukten zu.

5

Aromatherapie und Frauen

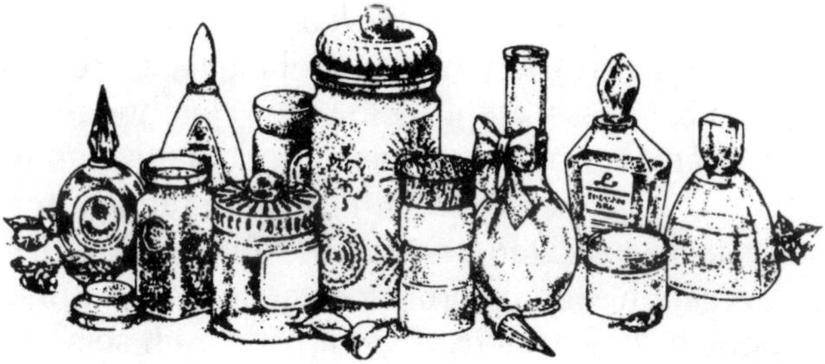

Essentielle Öle können Frauen während Schwangerschaft und Menopause Trost und Erleichterung bringen. Auch können Sie einige der leichteren weiblichen Probleme lindern, doch kann eine dauerhafte Änderung hier nur durch eine ernsthafte Überprüfung der Lebensweise und Ernährung sowie durch die vorbeugenden Maßnahmen erfolgen.

Prämenstruelles Syndrom (PMS)

Die Aromatherapie kann den Frauen, die an prämenstruellem Syndrom leiden (einem Zustand, der sich negativ auf Geist und Körper auswirkt), große Erleichterung verschaffen, denn die Öle beeinflussen Leib und Seele positiv. Zu den Symptomen gehören Depressionen, Launenhaftigkeit, Reizbarkeit, Schlaflosigkeit, Wassersucht, Lethargie, Heißhunger auf Süßigkeiten, Krämpfe und, wenn die Periode dann eintritt, Rükkenschmerzen. All dies wirkt sich bei verschiedenen Frauen unterschiedlich aus. Darüber hinaus können sich die Symptome von einem Monat zum nächsten ändern, können einmal körperlich, beim nächsten Mal psychisch sein.

Wenn PMS ein wirkliches Problem für Sie ist, dann wird die Behandlung durch eine Aromatherapie helfen. Außerdem gibt es vieles, was daheim getan werden kann. Wählen Sie nachstehend ein Rezept aus, je nachdem, wie sich der Zustand bei Ihnen auswirkt. Die Öle können einzeln oder kombiniert eingesetzt werden, bei Verwendung von acht Tropfen in einem Aromabad und sechs Tropfen bei einer Massage (Aprikosen- oder Traubenkernöl wären eine gute Wahl als

Basisöl, da sie von der Haut gut absorbiert werden und sich ausgesprochen angenehm anfühlen).

Wassersucht: Wacholder, Fenchel, Zypresse
Depression: Muskateller-Salbei, Bergamotte
Reizbarkeit: Kamille, Sandelholz, Lavendel
Schlaflosigkeit: Lavendel, Neroli
Launenhaftigkeit: Geranium, Rosenholz
Mangel an Energie: Bergamotte, Grapefruit
Das Gefühl, aufgebläht zu sein: Zypresse, Wacholder, Rosmarin
Das Gefühl, unattraktiv zu sein: Rose, Jasmin, Ylang-Ylang
Kopfschmerzen: Pfefferminz, Lavendel
Unregelmäßige/spärliche Blutungen: Myrrhe, Rose, Zypresse. Es gibt auch eine Reihe von Ölen, die als Emmenagogum bezeichnet werden, d. h. sie unterstützen die Menstruationsblutung und helfen so Frauen, deren Periode unregelmäßig oder verzögert eintritt. Natürlich sollten sie gemieden werden, wenn die Möglichkeit einer Schwangerschaft besteht. Diese Öle sind: Basilikum, Muskateller-Salbei, Zypresse, Fenchel, Ysop, Jasmin, Wacholder, Myrrhe, Polei-Minze, Pfefferminz, Rosmarin, Rose, Salbei, Thymian, Wintergrün
Starke/schmerzhafte Blutungen: Kamille, Lavendel, Muskat, Zypresse.

Eine heiße Kompresse ist bei einer schmerzhaften Periode besonders hilfreich. Stellen Sie dafür eine Lösung aus sechs bis acht Tropfen der oben genannten Öle und einem Liter heißem Wasser her, und legen Sie dann die Kompresse auf den Unterleib. Decken Sie alles mit einem warmen Tuch ab und ruhen. Wenn Menstruationsschmerzen besonders akut werden und sich über einen langen Zeitraum erstrecken, konsultieren Sie einen Arzt.

Schwangerschaft

So, wie die Schwangerschaft eine ganz besondere Zeit für eine Frau ist, ist sie auch angsterfüllt, da der Körper unbekannte Veränderungen durchmacht, wenn sich das Baby darin entwickelt. Dies ist eine Zeit, in der ich regelmäßige Sitzungen bei einer Aromatherapeutin besonders empfehlen würde – sowohl während der Schwangerschaft als auch danach. Die meisten Aromatherapeutinnen haben in ihrer Ausbildung gelernt, mit Schwangerschaft umzugehen, und die Sitzungen können einer Erstgebärenden enorme Erleichterung und großen Trost bedeuten, sowohl physisch als auch emotional. Regelmäßige Massage kann das Aufbauen einer Verspannung im unteren Rückenbereich und im Hals verhindern und dem Körper die Möglichkeit geben, zu ruhen und verwöhnt zu werden. Sie unterstützt außerdem den Kreislauf und das Lymphsystem.

Es gibt bestimmte Öle, die man während einer Schwangerschaft meiden soll, besonders in den ersten drei Monaten. Diese Öle sind: Muskateller-Salbei, Fenchel, Pfefferminz, Rosmarin, Zypresse, Zimt, Basilikum, Polei-Minze, Ysop, Myrrhe, Bohnenkraut, Salbei, Thymian, Oregano, Jasmin, Wacholder, Majoran und Rose. Regelmäßige Bäder mit Kamille oder Lavendel jedoch können ausgesprochen entspannend und wohltuend sein. Achten Sie aber darauf, daß das Wasser nicht zu heiß ist. Im Laufe der Monate sollten Sie Ihre Aromatherapeutin fragen, welche Öle sie Ihnen persönlich empfehlen würde. Da sich eine Schwangerschaft bei jeder Frau anders auswirkt, ist es schwierig, feste Regeln aufzustellen.

Die Aromatherapie kann auch bei der Behandlung von zwei Problemen hilfreich sein, die mit der Schwangerschaft zusammenhängen.

Schwangerschaftsstreifen: Dies ist der einzige Fall, für den es ein festes Konzept gibt. Mischen Sie eine Lotion aus Aprikosen- oder Pfirsichkern-Basisöl und fünfzehn bis zwanzig Tropfen essentiellem Öl. Tragen Sie diese Mischung während der ganzen Schwangerschaft auf Brust, Bauch und Gesäß auf, jeweils nach einem Bad. Warten Sie nicht, bis Sie dick aussehen, sondern beginnen Sie gleich am Anfang. Einige mögliche Kombinationen zur Vorbeugung gegen Schwangerschaftsstreifen sind: fünfzehn Tropfen Tangerine oder Mandarine; fünf Tropfen Mandarine plus fünf Tropfen Neroli plus fünf Tropfen Lavendel; fünf Tropfen Tangerine plus fünf Lavendel plus fünf Neroli. Fügen Sie eine dieser Mischungen 50 ml Basisöl hinzu.

Krampfadern: Wenn Sie oder ein Mitglied Ihrer Familie zu Krampfadern neigen, dann sollten Sie bei einer Schwangerschaft alle nur möglichen Präventivmaßnahmen ergreifen, denn diese Zeit kann der Anlaß sein, daß einige Frauen Krampfadern entwickeln. Folgendes werden Sie hilfreich finden:

1. Legen Sie täglich die Füße hoch, und wenn es nur für zehn Minuten ist.
2. Schieben Sie am Fußende ein Kissen unter Ihre Matratze, um so Ihre Füße über einen längeren Zeitraum leicht anzuheben, während Sie schlafen.
3. Legen Sie die Beine hoch und massieren Sie sie mit langen Strichen sanft vom Knöchel bis zum Knie und hinauf zum Schenkel, wobei sie zwei Tropfen Lavendelöl in 10 ml Basisöl verwenden.

Geburt

Bei der Geburt selbst gibt es mehrere Öle, die vor und während der Entbindung hilfreich sein können.

Fenchel regt den Milchfluß an und könnte direkt vor der Entbindung und kurz danach günstig bei einer Massage wirken.

Irgendein Öl, dessen Duft Sie besonders mögen, sollte herangezogen werden, um das Entbindungszimmer zu desinfizieren. Ich würde Eukalyptus oder Neroli empfehlen, da beide nicht nur angenehmen Duft verbreiten, sondern auch Ihre Atmung unterstützen. Ein paar Tropfen auf den Heizkörper, die Glühbirne oder den Verdunster lassen den ganzen Raum duften.

Die folgende Liste der Eigenschaften der Öle mag wertvoll sein, wenn es darum geht, das essentielle Öl auszuwählen, das zu einer bestimmten Situation paßt:

Lavendel:	Um Sie zu entspannen
Rose:	Gebärmutterentspannungsmittel
Jasmin:	Kann bei Krämpfen helfen
Neroli:	Um Sie zu beruhigen
Muskateller-Salbei:	Euphorisierend und tröstend
Muskat:	Um die Muskeln auf Kontraktionen vorzubereiten

Diese Öle könnten verdünnt während der Wehen sanft in Ihren Rücken massiert werden, oder man tränkt eine Kompresse damit und legt sie auf Ihren Unterleib/Rücken, je nachdem, was Ihnen das Gefühl größerer Hilfe verleiht.

Nach der Geburt

Die Zeit direkt nach der Geburt und die folgenden Wochen können besonders hart werden, denn sie erfordern eine Umstellung jeder Routine und verlangen sehr viel von Ihrer Zeit und Energie – gerade dann, wenn Sie sich von der Geburt erholen müssen. Um Ihnen durch diese Phase zu helfen, setzen Sie die aromatherapeutischen Behandlungen fort, wenn Sie die Zeit dafür finden. Ansonsten verwenden Sie folgende Öle daheim:

Jasmin:	Um Depressionen zu vertreiben
Bergamotte:	Um aufzumuntern und zu beleben
Rose:	Zum Heilen und Lindern
Lavendel:	Zum Schlaf und zur Entspannung
Fenchel:	Um den Milchfluß zu fördern
Rosmarin:	Zur Erfrischung und zur Stärkung

Probleme mit Brust und Brustwarzen: Wenn Sie in dieser Zeit an wunden oder aufgeplatzten Brustwarzen leiden, versuchen Sie es mit folgendem Mittel: Mischen Sie vier Tropfen Rose und zwei Tropfen Limone mit zwei Teelöffeln Mandelöl, und tragen Sie es auf die Brust auf. Täglich aufgetragen lindert das die Wundheit, aber reinigen Sie vor dem Stillen den Bereich mit einem parfümfreien Reinigungsmittel. Um die Beschwerden geschwollener Brüste vor und nach der Geburt zu lindern, geben Sie einen Tropfen Geranium in einen Eierbecher mit Rosenwasser und tragen Sie dies täglich auf. Rosen-, Limonen- und Geraniumöle können auch als kühlende Kompresse auf die Brust gelegt werden, um die Schwellung zu verringern.

Die Menopause

So, wie sich die Menstruation bei Frauen vollkommen unterschiedlich auswirken kann, so kann es auch die Menopause. Manche durchlaufen sie ohne die geringsten Probleme, während andere von einer Vielzahl von Symptomen geplagt werden: Hitzewallungen, Launenhaftigkeit, Desinteresse gegenüber Sex, Depression, Schweißausbrüche, Benommenheit, Herzklopfen, Feuchtigkeitsspeicherung und unregelmäßige oder starke Blutungen.

Die folgenden Öle oder Kombinationen aus Ölen haben sich als hilfreich bei den verschiedenen Symptomen erwiesen und können sowohl zur Massage als auch bei aromatischen Bädern herangezogen werden.

Zur Linderung und Beruhigung: Kamille
Zur Ausgeglichenheit: Geranium
Für innere Zuversicht und Schönheit: Jasmin
Um sich weiblich und begehrenswert zu fühlen: Rose
Zur Beruhigung: Neroli, Vetiver und Lavendel
Um das Sexualverlangen zu steigern: Muskateller-Salbei, Jasmin und Ylang-Ylang
Um Depressionen zu vertreiben: Bergamotte, Ylang-Ylang und Jasmin
Um die Periode zu regeln: Rose und Geranium.
Zur Verhinderung von Aufgedunsensein: Fenchel und Wacholder
Für die Energie: Rosmarin und Bergamotte
Gegen Launenhaftigkeit: Kamille und Sandelholz
Gegen Hitzewallungen: Kamille und Geranium
Benommenheit: Pfefferminz

Viele Frauen, die an Hitzewallungen und Benommenheit leiden, stellen außerdem fest, daß es hilfreich sein kann, Aufputschmittel wie Kaffee, Tee oder Alkohol einzuschränken.

Zystitis

Blasenentzündung kann besonders unangenehm und deprimierend sein und kann im Falle einer Nichtbehandlung zu den Nieren aufsteigen, wo es extrem schmerzhaft werden kann. Die Hauptsymptome bei Zystitis sind Brennen beim Wasserlassen und häufiger Harndrang. Dies kann einhergehen mit Übelkeit, Fieber und genereller Müdigkeit. Manchmal ist der Urin wolkig und sogar blutig. Es gibt mehrere Schritte, die Sie unternehmen können, um diesen Zustand zu beheben:

1. Trinken Sie so viel Wasser wie möglich, um die Infektion auszuspülen.
2. Halten Sie sich warm (eine Wärmflasche im unteren Rükkenbereich ist besonders angenehm).
3. Nehmen Sie nichts zu sich, was im Körper säurehaltig wird, also keinen Kaffee, Alkohol, Zucker und stark gewürzte Speisen, da all dies die Entzündung noch weiter vorantreibt.
4. Trinken Sie ein Glas Wasser mit einem Eßlöffel Natriumbicarbonat, sobald Sie spüren, daß eine Attacke ansteht.
5. Ist Kirschenzeit, dann geben Sie ein Pfund Früchte – mit Stiel und allem – in einen Liter Wasser und kochen Sie das. Lassen Sie die Mischung ziehen und trinken Sie diesen Saft morgens auf nüchternen Magen.
6. Baden Sie in Wasser mit essentiellen Ölen. Sechs bis acht Tropfen von einem der folgenden Öle werden Ihnen Er-

leichterung verschaffen: Bergamotte, Sandelholz, Wacholder, Cajeput.

7. Mischen Sie in ein Basisöl sechs Tropfen von irgendeinem der oben genannten essentiellen Öle, und tragen Sie es auf den Rücken, den Unterleib und die Schenkel auf. Die Öle sind allesamt antiseptisch und werden dazu beitragen, die Infektion abzutöten.
8. Wenn Sie starke Schmerzen haben, kann eine heiße Kompresse mit einem der angegebenen Öle – sechs bis acht Tropfen auf einen guten halben Liter heißen Wassers –, aufgelegt auf den Rücken und Unterleib, Linderung bringen.

Wenn die Symptome andauern, ist es ratsam, einen Arzt zu konsultieren, da die Infektion ernst werden kann, wenn sie zu den Nieren aufsteigt. Wahrscheinlich wird man Ihnen Antibiotika verschreiben. Obwohl heutzutage viele Menschen diese ablehnen, ist dies ein Zeitpunkt, wo man sie nicht zurückweisen sollte. Sie können währenddessen weiterhin essentielle Öle verwenden. Da die Antibiotika alle Bakterien abtöten – gute wie schlechte – ist es gut, wenn man gleichzeitig und auch noch ein paar Wochen nach der Genesung azidophile Tabletten einnimmt (die in den meisten Reformhäusern oder Apotheken erhältlich sind), um die ›freundlichen‹ Bakterien zu ersetzen. Eine billigere Methode, ›freundliche‹ Bakterien zu ersetzen besteht darin, Joghurt aus lebenden Kulturen zu essen.

Zur Vorbeugung gegen Zystitis ist es ratsam, regelmäßig viel Flüssigkeit zu trinken und auf die Ernährung zu achten; es sollen nicht zu viele säurebildende Speisen aufgenommen werden.

Soor

Dies ist eine häufige Beschwerde bei vielen Frauen. Hervorgerufen wird diese Krankheit von einem hefeähnlichen Pilz, *Candida albicans*, der immer in geringen Mengen in der Vagina vorhanden ist. Für gewöhnlich wird er von Säurespuren am Wachstum gehindert, die von harmlosen Bakterien erzeugt werden, und deshalb gibt es keinerlei Reizungen oder Symptome. Ist jedoch das innere Gleichgewicht gestört, wächst der Pilz und produziert einen dicklichen, weißen Ausfluß aus der Vagina, der Reizungen und Juckreiz verursacht. Manche Frauen neigen auch dazu, häufiger als gewöhnlich zu urinieren und können dabei über ein brennendes oder stechendes Gefühl klagen.

Dieser Zustand kann durch Streß ausgelöst werden, durch einen allgemein schlechten Gesundheitszustand oder durch das Tragen enger Jeans und Unterwäsche, und manchmal wird er durch die Einnahme von Antibiotika hervorgerufen. Dies ist besonders schlimm für Frauen, die Antibiotika gegen Zystitis nehmen und dann Ausfluß bekommen! Soor kann auch sexuell übertragen werden, und da die Symptome bei Männern nicht so intensiv auftreten wie bei Frauen, können sie die Krankheit unwissentlich übertragen. Zur Heilung und Vorbeugung sollten Sie folgende Maßnahmen ergreifen:

1. Stellen Sie Ihre Ernährung um. Verzichten Sie auf Zucker, da dies ein idealer Nährboden für *Candida* ist. Kuchen, Schokolade, Kekse und Alkohol sind alle nicht erlaubt, tut mir leid. Meiden Sie auch Hefe und fermentierte Nahrung wie z.B. Weinessig, Soya. Manche Frauen stellen fest, daß Obst alles noch schlimmer macht, vor allem, wenn die Frucht leicht angeschlagen ist. Wahrscheinlich ist es am sichersten, Obst während eines Soorbefalls völlig zu meiden und es nur allmählich nach der Genesung wieder in die Ernährung aufzu-

nehmen – und sorgfältig darauf zu achten, nicht zu viel zu essen.

2. Tragen Sie weite Kleidung, und wenn Sie Unterwäsche aus Nylon oder Polyester tragen, dann stellen Sie auf Baumwolle um.

3. Meiden Sie Intimsprays und chemische Seifen, Dusch- und Schaumbäder.

4. Nehmen Sie azidophile Tabletten (in den meisten Reformhäusern erhältlich) oder essen Sie Joghurt (die lebenden Bakterien in diesen Produkten unterstützen den Kampf gegen *Candida*). Manche Frauen stellen fest, daß Joghurt den Juckreiz lindert, wenn man ihn auf einen Tampoon aufträgt und in die Vagina einführt.

5. Nehmen Sie täglich aromatische Bäder mit sechs bis acht Tropfen Lavendel, Bergamotte, Myrrhe oder Tee-Myrthe.

6. Geben Sie zwei Eßlöffel Joghurt in eine Schüssel, dazu jeweils einen Tropfen der o. g. essentiellen Öle. Tun Sie alles auf einen Tampon und führen Sie diesen in die Vagina ein. (Achten Sie sorgfältig darauf, nicht zuviel von den essentiellen Ölen zu nehmen, da der Vaginalbereich äußerst empfindlich ist und die Öle brennen können, wenn sie im Übermaß benutzt werden).

7. Wenn Sie an Soor leiden, spülen Sie täglich mit essentiellen Ölen, dann wöchentlich, schließlich monatlich, um ein neuerliches Auftreten zu verhindern. Heutzutage können Sie in fast allen Apotheken eine Scheidendusche kaufen. Vier Tropfen essentielles Öl auf einen Liter warmes Wasser reichen aus.

8. Hält der Zustand an, suchen Sie Ihren Arzt auf, der Sie vielleicht auf Nystalin setzt. Auch wenn dies zur Besserung führt, sollten Sie versuchen, die aufgeführten Präventivmaßnahmen zu einem wesentlichen Bestandteil Ihres Lebens zu machen, um häufige Erkrankungen zu vermeiden. Wenn Sie

unter Streß stehen und erschöpft sind, verabreden Sie eine Reihe von aromatherapeutischen Behandlungen, damit Sie wieder auf die Reihe kommen.

Herpes simplex

Die Krankheit kann ausbrechen, wenn man unter Streß steht. Alles, was Streß verhindert, ist günstig für die Therapie. Folgendes sollte helfen:

1. Wenn Sie ein Herpes-Opfer sind, dann sorgen Sie entweder dafür, daß Sie regelmäßige Sitzungen bei einem Aromatherapeuten haben, oder, wenn Sie wissen, daß eine stressige Zeit auf Sie zukommt, buchen Sie eine Reihe von Behandlungen für die Zeit, in der der Streß anhält.
2. Täglich ein aromatisches Bad ist immer gut, da die Öle sowohl antiseptisch als auch entspannend wirken; Lavendel wegen seiner lindernden Eigenschaften, Bergamotte wegen seiner erbauenden Wirkung sind eine gute Wahl für den regelmäßigen Gebrauch zur Vermeidung von Herpes.
3. Wenn Sie einen Ausbruch haben, baden Sie den Bereich in einer Lösung aus sechs Tropfen Lavendel auf einen Liter Wasser. Dann tragen Sie mit einem Wattebausch Eukalyptus, Lavendel oder Tee-Myrthe auf die Blase auf. Häufiges Auftragen zu Beginn kann einen schlimmen Ausbruch verhindern.

6

Aromatherapie und Gewichtsprobleme

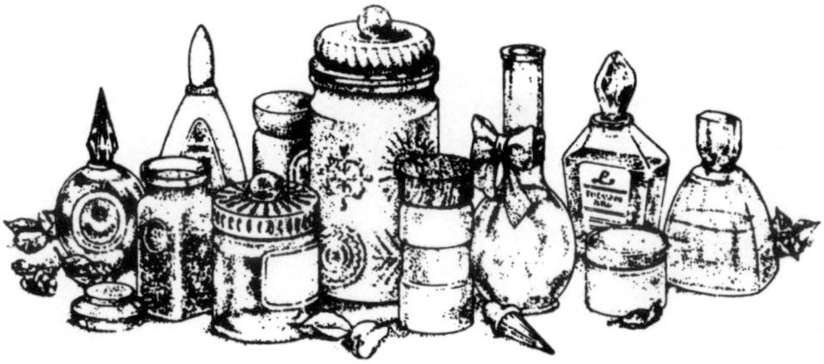

Schon sehr oft sind Patienten in eine Aromatherapie-Stunde gekommen und haben gefragt: »Gibt es nicht irgendein Öl, das alles Fett auflösen kann?« Ich wünschte, es gäbe ein Öl, das Wunder wirken könnte, und ich wünschte, ich könnte alles verschwinden lassen. Leider gibt es auf dem Weg zu einem gesunden Gewichtsverlust keine Abkürzungen. Nur ein Einschränken der Aufnahme dickmachender Nahrungsmittel sowie regelmäßiger Sport werden Ergebnisse zeitigen.

Die essentiellen Öle können den Diät-Prozeß jedoch unterstützen, erstens durch Entschlackung und zweitens, indem sie die Wasserspeicherung reduzieren. Sie sind auch nützlich bei einigen Problemen, die mit der Gewichtszunahme zusammenhängen, als da wären Cellulite, Dehnungsstreifen und Schlaffheit, und sie können ganz allgemein die Haut und die Erscheinung verbessern.

Ehe ich weiter in die Tiefe gehe, muß ich die unter diesen Umständen übliche Warnung aussprechen. Jedes strenge Diät- oder Entschlackungsprogramm sollte ausschließlich unter der Aufsicht eines Arztes oder eines ausgebildeten Ernährungsberaters erfolgen.

Eine Diät beginnen

Ich würde jedem, der ein Diätprogramm im Hinblick auf Gewichtsverlust beginnt, raten, eine wöchentliche Behandlung mit Aromatherapie zu vereinbaren. Abgesehen vom therapeutischen Wert werden Sie es genießen, einmal so verwöhnt zu werden! Selbst bei der ausgewogensten und vernünftigsten Diät schränken Sie doch immer noch die Nahrungszufuhr ein, und Körper und Geist sind sich nur zu gut darüber im klaren, daß man ihnen etwas fortnimmt. Einige Menschen sind aufgrund einer Drüsenfehlfunktion übergewichtig, oder Erbfaktoren spielen eine Rolle. Es gibt natürlich Ausnahmen, aber die Erbfaktoren in bezug auf Gewichtszunahme sind in den meisten Fällen nichts anderes als eine familienbedingte Vorliebe für den Genuß von gutem Essen. Als Entschädigung dafür, daß Sie Ihr Lieblingsessen nicht genießen dürfen, sollten Sie sich eine duftende Massage pro Woche gönnen.

Entgiftung

Wenn durch falsche Ernährung einschließlich solcher Dinge wie Alkohol und einem Übermaß an Zucker und Stärke eine Gewichtszunahme eingetreten ist, dann sind die Chancen groß, daß Ihr Körper blockiert und langsam arbeitet, mit einer trägen Leber noch dazu. Viele Ernährungswissenschaftler empfehlen deshalb zu Beginn einer Diät eine kurze Entschlakkungsphase, die aus einer Menge frischen Obstes, Gemüse und Quellwasser besteht. Da einige der Öle entgiftend sind, kann ein regelmäßiges Bad oder eine Massage mit Wacholder, Fenchel oder Rosmarin den Prozeß der Eliminierung in Gang setzen.

In ihrer Begeisterung schüttete eine Dame, die gelesen hatte, daß Wacholderöl bei einer Diät hilfreich ist, eine halbe Flasche davon in ihr Bad, in dem Glauben, je mehr sie hinein schütten würde, desto effektiver wäre es. Sie rief mich völlig verzweifelt an, nachdem sie aus dem Bad gesprungen war. »Meine Haut steht in Flammen«, weinte sie. »Es brennt am ganzen Körper.« Ich riet ihr abzuwaschen was sie konnte, und dann ein Basisöl auf dem ganzen Körper aufzutragen, um so das konzentrierte Öl zu verdünnen, das schon teilweise von ihrer Haut absorbiert worden war. Sechs bis acht Tropfen, wie überall in diesem Buch angeraten, hätten für ihr Bad vollkommen ausgereicht. Häufig haben die Menschen es eilig, wenn sie eine Diät beginnen, wollen schnelle Ergebnisse sehen und verfallen in Extreme, um den Prozeß zu beschleunigen. Aber für die Öle gilt wie für jedes Diät-Programm: Eile mit Weile.

Flüssigkeitsspeicherung

Viele Frauen klagen darüber, vor allem kurz vor der Periode. Eine andere mögliche Ursache für die Wasserspeicherung sind zu viel Salz oder zu viel Alkohol bei der Ernährung. Gelegentlich kann der Organismus auch aufgrund von Alkohol oder zuviel Zucker sauer werden. Bei dem Versuch, das Gleichgewicht wiederherzustellen, speichert der Körper Wasser, um die Säure zu verdünnen. Ist das der Fall, wäre es klug, sich gemeinsam mit einem Ernährungsberater seine Ernährung anzusehen und an die Wurzel des Problems zu gehen, statt nur das Symptom zu behandeln.

Bei manchen Menschen kann es eine Allergie sein (Milch- und Weizenallergien sind ziemlich häufig), die für die Speicherung verantwortlich ist. Nach Jahren des Ausprobierens verschiedener harntreibender Mittel und Kurzdiäten wurde eine Dame auf eine Zwei-Wochen-Diät aus rohem Obst und Gemüse gesetzt und man trug ihr auf, 1,5 l Quellwasser pro Tag zu trinken. Nach zwei Wochen, so erklärte sie, war das Aufgedunsensein, an dem sie jahrelang gelitten hatte, vollkommen verschwunden.

Häufig schränken Frauen mit diesem Problem die Flüssigkeitsaufnahme ein, weil sie glauben, sie würden sie speichern, während das Trinken von viel Wasser in Wirklichkeit sogar helfen würde. Der Körper würde durchgespült und hätte es deshalb nicht nötig, Flüssigkeit zu speichern, um das Gift zu verdünnen.

Die folgenden aromatischen Öle haben alle harntreibende Eigenschaften und können deshalb ausgesprochen nützlich sein bei der Flüssigkeitsspeicherung vor der Periode oder auch als Teil einer Diät: Kamille, Zedernholz, Zypresse, Wacholder, Fenchel, Geranium, Rosmarin, Weihrauch und Eukalyptus. Sie können entweder in einem Aromabad oder gemischt mit einem Basisöl bei der Massage verwendet werden.

Lymphdrainage

Die Hauptaufgaben des Lymphsystems im Körper sind der Transport von Flüssigkeiten und die Absorption von Fett aus den Därmen. Ist dieses System träge und der Kreislauf schwach, fühlt man sich nicht nur körperlich müde, sondern es kann auch vorkommen, daß Wasser zurückgehalten wird, was zu Ödemen führt, besonders rund um die Knöchel herum. Darüber hinaus ist dies eine der Ursachen der Cellulitis.

Viele Aromatherapeuten sind in einer besonderen Art von Massage ausgebildet, der Lymphdrainage, um so diesen Zustand zu verbessern. Mit bestimmten Ölen, die den Organismus anregen sollen, richtig zu funktionieren, folgen sie dem lymphatischen System im Körper mit einer streichenden Massage (von den Händen zu den Achseln, von den Knöcheln zu den Lenden und hinauf zum Schlüsselbein.) Die hierfür herangezogenen Öle sind:

Fenchel:	Klärend und harntreibend
Wacholder:	Entschlackend, harntreibend und gut für eine träge Leber
Schwarzer Pfeffer:	Anregend
Rosmarin:	Anregend und klärend
Geranium:	Hilft, das Gleichgewicht wiederherzustellen und wird außerdem als Diuretikum verwendet
Zypresse:	Wird manchmal wegen der positiven Wirkung auf den Kreislauf herangezogen.

Die meisten Aromatherapeutinnen werden außerdem eine tägliche, gründliche Haut-Bürstenmassage empfehlen, um die Lymphe in Fluß zu halten. Folgen Sie den Linien der Lymphdrainage (d. h. von den Händen zum Schlüsselbein, von den Knöcheln hinauf zum Schritt, dann zum Schlüsselbein.) Greifen Sie zu langen, ausholenden Strichen, und verwenden Sie ein Hautbürstchen, wie Sie es in Kosmetikgeschäften kaufen können.

Dehnungsstreifen

Leider können diese Streifen nicht wieder ausgelöscht werden, wenn sie erst einmal da sind, auch wenn sie mit der Zeit ein wenig verblassen. Die allgemeine Elastizität und Struktur der Haut können jedoch mit Hilfe der Aromatherapie immens verbessert werden.

Es können Maßnahmen ergriffen werden, um diese Streifen

zu vermeiden. Wenn Sie zugenommen haben und dieses Gewicht verlieren möchten, und wenn Sie nicht wünschen, daß auf Ihrer Haut, die ja gedehnt worden ist, Male zurückbleiben, dann benutzen Sie die essentiellen Öle. Selbst wenn Sie so dick sind wie nie, werden regelmäßige Einreibungen und Massage Ihrem Körper helfen. Kümmern Sie sich um die Haut, ehe Sie Gewicht verlieren oder eine Diät machen, und Sie können den Streifen vorbeugen. Das ist sicher besser als abzuwarten, bis Sie dünn sind, bis Ihre Haut geschrumpft und es zu spät ist. Die besten Öle für die Pflege von Dehnungsstreifen sind Mandarine, Tangerine und Neroli. Für Kombinations-Rezepturen s. S. 67.

Zellulitis

Der Nagel am Sarg vieler Frauen ist die Zellulitis. Damit bezeichnet man die Fettablagerungen, die sich für gewöhnlich rund um die Schenkel, Hüften und das Gesäß absetzen, gelegentlich auch am Bauch und den Oberarmen. Sie sehen aus wie schwammige Orangenhaut, wenn man sie drückt – uneben und buckelig. Zu den Ursachen zählen Hormonumstellungen, schlechter Kreislauf, Fertignahrung, Zucker, Alkohol, Rauchen, Streß und Bewegungsmangel. Aromatherapie kann dagegen helfen, aber wie bei so vielen Problemen, die sich auf der Körperoberfläche zeigen, muß die Veränderung von innen heraus kommen.

Ich hatte eine Patientin, die entschlossen war, ihre Zellulitis in den Griff zu bekommen. Sie stürzte sich in ein besonders hartes Sportprogramm und unterzog sich regelmäßigen Aromatherapie-Sitzungen, außerdem bürstete sie täglich ihre Haut. Sie hörte mit dem Rauchen auf, und als wir ihre Ernährung durchsprachen, beharrte sie darauf, daß sie hauptsächlich Vollkorn, frisches Obst und Gemüse esse. Deshalb konnte ich nicht verstehen, warum nach fünf Wochen nur eine minimale Besserung eingetreten war. Sie schien alles richtig zu machen. Schließlich gestand sie mir ein, jeden Tag zwei Stangen Fruchtbonbons zu essen – eine Angewohnheit, die sie fünfzehn Jahre zuvor angenommen und seitdem ständig fortgeführt hatte. »Es ist doch nur ein bißchen Zucker«, sagte sie. »Ich hätte nicht gedacht, daß das einen Unterschied macht!« Häufig ist es die Substanz, die wir am meisten genießen und am schwersten aufgeben können, die Schuld an dem Übel ist. Unter großer Selbstbeherrschung verzichtete die Dame auf ihre Süßigkeiten, wonach die Verbesserung in ihren Beinen wirklich offensichtlich war. Sie sieht jetzt wundervoll aus.

Hier ein paar Schritte, die Sie unternehmen können, um die Zellulitis zu bekämpfen.

1. Sorgen Sie für regelmäßige Bewegung.
2. Beginnen Sie mit Bürstenmassage (wie bei der Lymphdrainage).
3. Meiden Sie Alkohol, Tee und Kaffee.
4. Keine Süßigkeiten, Schokolade, Torten, keine salzigen oder geräucherten Speisen (diese sorgen dafür, daß der Körper noch mehr Wasser speichert).
5. Essen Sie viel rohes Obst und Gemüse.
6. Trinken Sie viel Mineralwasser.
7. Nehmen Sie Aromabäder mit sechs bis acht Tropfen Wacholder, Fenchel, Zypresse oder Rosmarin. (Während oder nach dem Bad massieren Sie die Bereiche mit Zellulitis mit einem Massage- oder Luffahandschuh).
8. Vereinbaren Sie regelmäßige Termine mit einer Aromatherapeutin, die sich um Ihre Zellulitis kümmert; wenn Sie sich dies nicht leisten können, stellen Sie Ihre eigene Mi-

schung her und tragen diese täglich auf. Einem Basisöl (Mandel- oder Traubenkernöl) fügen Sie eine Mischung aus drei der folgenden essentiellen Öle hinzu: schwarzer Pfeffer, Zypresse, Wacholder, Rosmarin, Fenchel, Geranium und Limone. Nehmen Sie zehn Tropfen essentielles Öl auf 20 ml Basisöl.

9. Einmal die Woche machen Sie eine heiße Kompresse aus den oben genannten Ölen und heißem Wasser (zehn Tropfen auf eine Schüssel Wasser) und legen diese auf das betroffene Gebiet und hüllen es in warme Tücher. Das fördert das Eindringen der Öle und intensiviert den Entgiftungsprozeß.

Zellulitis tritt nicht über Nacht auf, und ganz gewiß wird sie auch nicht über Nacht verschwinden. Aber wenn Sie diese Schritte befolgen, werden Sie nach einem Monat einen deutlichen Unterschied bemerken, und wenn Sie ausdauernd genug sind, dann ist es wirklich möglich, sie vollkommen zu beheben. Wenn Sie zu Zellulitis neigen, müssen Sie in Ihren Vorbeugungsmaßnahmen beharrlich fortfahren, da sie leicht zurückkehren kann.

Essen in Zeiten von Depression und Streß

Manche Menschen wenden sich in Zeiten von Streß oder Tiefpunkten in ihrem Leben dem Essen oder Trinken zu. In diesem Fall wäre es ratsam, die klärende Aromatherapie durchzuführen, die dem Körper mit einer entspannenden Therapie für Geist und Psyche helfen wird, einen Teil von Streß abzubauen, der leicht der Grund für das zu viele Essen sein kann. Dies kann ein Teufelskreis werden:

Streß

Wenig Energie
und Depression

Zuviel essen

Gewichtszunahme: Die Anwendung essentieller Öle, die das Nervensystem entspannen und ein Gefühl des Wohlergehens und neuer Vitalität fördern, kann dazu beitragen, diesen Kreislauf zu durchbrechen und statt dessen einen positiven Schritt *nach vorne* zu tun:
Streß→Aroma-Massage→Gefühl des Wohlergehens→Neue Entschlossenheit und Vitalität.

Die Öle, die ich empfehlen würde, wenn Sie sich dick, unattraktiv und wenig reizvoll fühlen, sind:

Bergamotte:	Frisch und aufbauend; ausgezeichnet, um die ›Wolken‹ zu vertreiben
Jasmin:	Kann das Gefühl innerer Schönheit geben
Rose:	Mit ihrem zarten Duft erweckt sie ein Gefühl von Weiblichkeit (im Gegensatz zu dem Gefühl, schwerfällig und plump zu sein)
Ylang-Ylang:	Noch ein weiblicher Duft, der entspannt und zugleich aufrichtet
Rosenholz:	Hat eine aufbauende Wirkung auf den Gefühlszustand, während es ausgesprochen beruhigend ist (typisch für die ›Hölzer‹)
Geranium:	Für die Ausgeglichenheit (häufig sind übergewichtige Menschen ein wenig überlastet und neigen zu extremem Verhalten. Geranium trägt dazu bei, wieder eine vernünftigere Einstellung herzustellen, die automatisch Geist und Körper ins Gleichgewicht bringt.)

Benutzen Sie irgendeines oder eine Kombination aus drei Ölen für ein aromatisches Bad oder Massageöl, damit Sie sich wenigstens gut genug fühlen und positiv genug eingestellt sind, um mit der Aufgabe fortfahren zu können, gut *auszusehen*!

7

Die sinnliche Seite der Aromatherapie

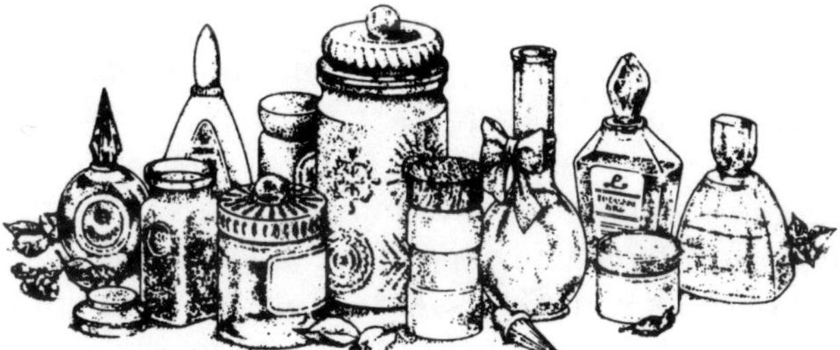

Erst kürzlich hörte ich auf der Hochzeit einer Freundin, wie eine ältere Ehefrau erklärte, daß in früheren Tagen die junge Braut nicht nur wegen der Hochzeit selbst nervös war, sondern auch, weil es ihr erstes Mal im ›Ehebett‹ sein würde. Wie sich die Zeiten geändert haben! In unserer Zeit des Sex vor der Ehe hat die Braut eine ganz andere Angst – daß es keinen Sex nach der Hochzeit mehr geben könnte, wo ihr doch all ihre verheirateten Freundinnen versichert haben, daß er praktisch nicht mehr existiert. Das mag ein zynischer Kommentar sein, aber er ist leider für manche Paare wahr. Denn das, was als potente und spontane Attraktion ihren Anfang genommen hat, kann zu einem Kompromiß des ›Hin und wieder, wenn ich in der Stimmung bin‹ verblassen.

In den Tagen des alten Rom wurden Rosenblätter auf das Hochzeitsbett gestreut, um die Ängste fernzuhalten. Aber wie sieht es heute aus? Wo die Scheidungsrate so hoch ist, was können wir da tun, um Vertrauen zu wecken und die Angst vor einem verkümmernden Sexualleben abzuwehren, einer der Hauptursachen beim Zusammenbruch so vieler Ehen?

Wie in allen Bereichen der Aromatherapie muß ein solches Thema holistisch betrachtet werden. Auch wenn man von einigen Ölen weiß, daß sie ein Aphrodisiakum sind, kann man nicht einfach sagen ›zwei Tropfen von diesem und zwei Tropfen von jenem‹ und dann ist alles wieder gut. Sie können jedoch in gewissen Bereichen hilfreich sein, die unsere Sexualität betreffen.

Am Anfang einer Liebesbeziehung ist die Entdeckung eines neuen Wesens Aphrodisiakum genug. Es ist alles neu und aufregend, und die Erregung kommt schnell, zusammen mit der Freude, wenn man einander Vergnügen bereitet. Im Laufe der Zeit jedoch treten verschiedene Faktoren im Leben der Menschen ein, können sich zwischen die Partner schieben und das Verlangen mindern, ohne daß dies gewollt wäre. Manchmal wird das nicht einmal bemerkt, bis es zum Problem geworden ist. Hier kann die Aromatherapie helfen. Ich bin sicher, welche Methode Sie auch bei der Anwendung essentieller Öle einsetzen, Sie werden feststellen, daß sie eine unschätzbare Hilfe in Ihrem sinnlichen Leben bedeuten.

Streß

Sexuelles Verlangen läßt bei vielen Menschen nach, wenn Sie sich Sorgen wegen der Arbeit, wegen Geld oder Beziehungen machen. Manchmal wird Sex eingesetzt, um diesen Streß zu mindern, als ein Mittel zur Flucht, und manchmal wird er überhaupt nicht gesucht, bis diese Periode der Angst vorüber ist. Das kann dazu führen, daß sich ein Partner vernachlässigt fühlt. Was wäre besser, als mit dem Streß direkt umzugehen? Mit anderen Worten, die Spannung (die so viele tiefere Gefühle blockieren kann) mit einer guten Massage abzubauen. Es ist sehr schwer, sich ›sexy‹ zu fühlen, wenn der Kopf mit Sorgen voll ist. Da es wichtig ist, vor dem Sex entspannt zu sein, wird eine Aromamassage dazu beitragen. Jedes Öl zur Entspannung ist dafür geeignet: Neroli, Lavendel, Ylang-Ylang, Sandelholz oder Rosenholz (s. auch Kapitel 3.)

Mangel an Vertrauen

Ein negatives Selbstbildnis über ihren Körper oder ihre Leistung kann verhindern, daß Menschen Erregung verspüren. Jasmin ist ein ausgezeichnet geeignetes Öl, das Zutrauen schenkt und ein inneres Gefühl von Schönheit. Rose mit seinem leichten, sinnlichen Duft kann eine Aura von ›Weiblichkeit‹ verbreiten. Die Öle können sowohl in einem Bad als auch zur Massage verwendet werden. Eine nicht-sexuelle Massage kann eine Möglichkeit sein, Leistungsängste zu überwinden, vor allem den Druck bei vielen Männern, ›gut im Bett‹ sein zu müssen. Es kann Entspannung und ein Gefühl von Wohlbefinden bringen, berührt zu werden und auch den Genuß an einem Gefühl, ohne den Eindruck haben zu müssen, daß etwas zurückgegeben werden muß. Für manche Leute ist dies die einzige Zeit, in der sie je berührt werden, ohne das Gefühl zu haben, etwas ›leisten‹ zu müssen. Wenn das Problem jedoch tief verwurzelt ist, wären einige Sitzungen beim Therapeuten ratsam, da diese die Gelegenheit bieten, alles durchzuarbeiten und die wahre Ursache des Problems zu entdecken.

Gute Gesundheit

Auch hier läßt sich nur wieder sagen, daß es schwer ist, sich sexy zu fühlen, wenn man sich nicht wohl fühlt und niedergeschlagen ist. Tatsächlich stellen die meisten Leute fest, daß ihre Libido von schlechter Gesundheit beeinträchtigt wird und erst wieder zurückkehrt, wenn sie wieder gesund sind. Gute Ernährung und ein ausgewogener Lebensstil sind unerläßlich für das Wohlergehen und ein gesundes Sexualleben.

Sport

Mangel an Bewegung kann zu einer geringeren Leistungsfähigkeit führen, zu Trägheit und einem Mangel an sexueller Reaktion. Ein Sportprogramm kombiniert mit Aromatherapie, bei der stimulierende und revitalisierende Öle verwendet werden, wird Sie wieder mit der körperlichen Seite Ihrer Natur in Verbindung bringen. Die meisten Leute kommen zu der Erkenntnis, daß sie nicht nur besser aussehen und sich besser fühlen, sondern auch mehr Lust auf Sex haben. Für die Revitalisierung (Bad oder Massage) gut geeignete Öle sind Rosmarin, Ingwer, Bergamotte und Basilikum.

Kommunikation

Beim Sex sind wir unserem Partner gegenüber am verletztlichsten und vertrautesten. Es ist ein Bereich, in dem leider alle Arten unausgesprochenen Kummers und Abneigungen zum Vorschein kommen können, die tagsüber beiseite geschoben worden sind. Sex kann manchmal als Waffe eingesetzt werden, um zu verwunden oder zurückzuweisen. Wie oft verletzt nicht ein Partner den anderen, vielleicht durch eine unbedachte Handlung oder eine Bemerkung? Und wenn der verletzende Partner dann das nächste Mal Sex wünscht, ist der andere, der bekümmert ist, bequemerweise ›nicht in Stimmung‹. So fühlt sich der ungeschickte Partner zurückgewiesen, manchmal ohne sich überhaupt darüber im klaren zu sein, daß er/sie den Partner zuerst einmal verletzt hat. So kann ein Muster entstehen. Der zurückgewiesene Partner wartet nun, bis er/sie an der Reihe ist, um seiner/ihrerseits die kalte Schulter zu zeigen. Das klingt so primitiv, und doch passiert es immer wieder.

Tägliche Mißverständnisse und falsche Kommunikation werden auf einem sexuellen Schlachtfeld ausgetragen, und die Paare fragen sich Monate später, was überhaupt passiert ist. Was ist falsch gelaufen? Mangel an Kommunikation – der wichtigste Faktor bei dem Zusammenbruch von Partnerschaften. Und wieder gilt: häufig ist es das beste, einen Therapeuten aufzusuchen. Die Partner können lernen, wieder miteinander zu reden und ihre Gefühle auszudrücken, wenn sie sie erleben – anstatt alles zu schlucken, bis es sexuelle Blockaden verursacht.

Eine sanfte Aromamassage kann auch hier hilfreich sein, da manchmal die körperliche Berührung ein Anfang sein kann, wenn die richtigen Worte nicht gefunden werden. Durch sanften, non-verbalen Kontakt wird die Kommunikation zumindest wieder eröffnet, und mit den richtigen Ölen kann Ablehnung ab- und Vertrauen wieder aufgebaut werden. Suchen Sie sich irgendeine Kombination aus einem bis drei Ölen aus der folgenden Liste aus, und mischen Sie diese auf die übliche Art in ein pflanzliches Basisöl zum Auftragen auf die Haut.

Melisse:	Hat eine günstige Auswirkung auf tiefe Sorge
Rose:	Heilt
Geranium:	Schafft ein Gefühl der Harmonie
Bergamotte:	Baut Depressionen ab
Neroli:	Hilfreich, um einen ›aufgewühlten‹ Gefühlszustand zu beruhigen
Sandelholz:	Entspannt und vertreibt Bitterkeit

Die Rollen, die wir spielen

Die verschiedenen Rollen, die wir in unserem Leben spielen, sind uns sexuell manchmal im Weg. So viele Frauen beschweren sich, daß sie den lieben langen Tag lang ›Mami‹ sind – den Kindern den Po abwischen, kochen, aufräumen usw. – mit dem Ergebnis, daß es schwerfällt, plötzlich das Ruder herumzureißen und sich sinnlich oder auch nur entfernt sexy zu fühlen. Und für Männer oder Frauen, die außerhalb der Wohnung arbeiten, ist es nicht unbedingt einfacher – nach einem harten Tag im Büro kommen sie heim, fahren durch den Stoßverkehr, sehnen sich einfach nur danach, heimzukommen, die Füße hochzulegen und abzuschalten. Aber was, wenn ihr Partner nun möchte, daß Sie sich ihm zuwenden? Wie überbrücken sie diese Kluft? Dies ist ein Bereich, in dem essentielle Öle wirklich helfen können, weil sie sich auf die Stimmung auswirken und sie verändern können, und weil sie eine sinnliche Brücke von einer Stimmung zur anderen schlagen können.

Verwendung der Öle, um die Kluft zu überbrücken

Die essentiellen Öle können auf verschiedene Arten eingesetzt werden, um eine sinnliche Stimmung zu erwecken.

Aromatische Bäder: Nach einem langen Tag schwelgen Sie in einem duftenden Bad (mit sechs bis acht Tropfen der unten aufgeführten Öle). Das wird definitiv die Spannungen des Tages vertreiben und Ihre Laune bessern.

Massage: Wieder verwenden Sie eine Auswahl aus der folgenden Liste. Ehe Sie mit der eigentlichen Massage beginnen (d. h. während Ihr/e Partner/in sein/ihr Aromabad nimmt), lesen und befolgen Sie die Tips zur Herstellung einer Atmosphäre von S. 136. Wählen Sie ein Öl (oder Öle) aus der aufgeführten Auswahl, welche/s Sie Ihrem Basisöl zugeben. Die folgenden Öle sind für ihre Eignung als Aphrodisiakum berühmt: Rose, Jasmin, Ylang-Ylang, Patschuli, Sandelholz und Muskateller-Salbei. Sie können mit den folgenden eingesetzt werden, die anregend und wärmend sind: Kardamom, schwarzer Pfeffer, Ingwer, Zimt, Muskat, Koriander und Kreuzkümmel. Weihrauch könnte ebenfalls hinzugefügt werden, aufgrund seiner Fähigkeit, die Herzen zu öffnen und die Kommunikation zu fördern; auch Benzoin ist gut, wegen seiner Fähigkeit, warme Gefühle hervorzurufen. Hier einige Formeln, die Sie vielleicht gern versuchen möchten:

Exotisch:	Ylang-Ylang und Sandelholz
Anregend:	Ylang-Ylang, Ingwer und schwarzer Pfeffer
Euphorisch:	Muskateller-Salbei, Patschuli und Jasmin
Luxuriös:	Rose, Sandelholz und Ylang-Ylang
Bei Depressionen:	Rose, Benzoin und Ylang-Ylang
Bei Müdigkeit:	Rose, Sandelholz und Neroli
Bei Ängsten:	Rose, Sandelholz und Neroli
Bei Desinteresse:	Muskateller-Salbei und Sandelholz
Bei Gefühlen von Minderwertigkeit:	Ylang-Ylang und schwarzer Pfeffer (verbindet sich zum Geruch von Nelken)

Wie bereits in Kapitel 3 erwähnt, halte ich es für die beste Methode, Massage zu erlernen, daß man zusieht, wie sie verabreicht wird und daß man selbst eine Massage bekommt. Wo könnte man eine solche Fähigkeit besser einsetzen als in seinem eigenen Privatleben? Das Erlernen der Grundtechniken und Striche ist definitiv die Mühe von ein paar Abendstunden oder einem Wochenendkurs wert. Mit dieser Grundlage können Sie in jeder Richtung experimentieren, die Sie und Ihr Partner sich aussuchen. Verglichen mit dem Geld und der Zeit, die Menschen für Parfüm, Kosmetika und neue Kleider ausgeben, in der Hoffnung, sich attraktiv zu machen und die Liebe am Leben zu erhalten, ist es sicher eine bessere Investition, die Grundlagen der Massage zu erlernen, denn das Ergebnis wird bei weitem effektiver sein. Die Potenz der Berührung ist weitreichend, sowohl was das Vergnügen als was die Heilung anbelangt. Es gibt den Partnern außerdem die Chance, den gesamten Körper des anderen zu entdecken, sein sinnliches Potential, und nicht nur die ›sexuellen‹ Bereiche, die dazu neigen, alle Aufmerksamkeit auf sich zu ziehen, wenn Paare sich nicht die Zeit lassen, sich gegenseitig zu erforschen. (Achtung: Massieren Sie die Genitalien nicht direkt mit essentiellen Ölen, da diese auf so sensiblen Bereichen brennen können.)

Parfümieren des Zimmers: Da der Duft und die essentiellen Öle direkt auf den limbischen Bereich unseres Gehirns einwirken (der auch über einen großen Teil unserer Sexualität und Gefühle herrscht), kann ein Duft erregen und tief verborgene Gefühle freisetzen. (Denken Sie an die dauernde Assoziation von Parfüm mit Romantik, die man in der Werbung ausnutzt, und an die Art, wie ein Duft eine Erinnerung hervorrufen, einen Augenblick ins Gedächtnis zurückrufen kann, viel lebhafter als alles andere.) Indem Sie in einem Zimmer essentielle Öle verbrennen, können Sie die Atmosphäre schaffen, die Sie wünschen. In den vorhergehenden Kapiteln habe ich davon gesprochen, Öle zu medizinischen Zwecken zu verbrennen, wie z. B. um Viren abzutöten und zu vermeiden, daß sich Bakterien verbreiten. In diesem Zusammenhang jetzt geht es um die reine Freude und Atmosphäre eines reizvollen Duftes. Es gibt verschiedene Methoden, dies einzusetzen.

1. Geben Sie ein paar Tropfen auf einen Kerzendocht, ehe Sie ihn anzünden.
2. Geben Sie ein paar Tropfen auf eine Glühbirne.
3. Geben Sie sechs bis acht Tropfen in eine Schüssel mit warmen Wasser, die Sie auf einen Heizkörper stellen.
4. Wenn Sie ein offenes Feuer haben, geben Sie ein paar Tropfen auf das Holz oder die Kohlen.
5. Geben Sie ein paar Tropfen auf eine Duftlampe (ein Gefäß, das speziell zum Verbrennen von Öl gemacht ist.) Stellen Sie ein Teelicht unter den Topf, und der Duft wird den Raum erfüllen.
6. Geben Sie etwas Öl in eine Sprühflasche mit Wasser und versprühen Sie es einfach in der Luft.

Die folgende Liste ist als Richtlinie für Sie gedacht, um verschiedene sinnliche Atmosphären herzustellen:

Gemütlich:	Patschuli
Beruhigend:	Rosenholz
Exotisch:	Ylang-Ylang und Sandelholz
Würzig und warm:	Zimt, Orange und Ingwer (oder Gewürznelke)
Faul und warm:	Benzoin
Festlich:	Weihrauch und Myrrhe

Natürlich werden Sie sich nach einigen Experimenten etwas entsprechend Ihrem persönlichen Geschmack zusammenmischen, und Sie werden zweifellos Ihre Lieblinge finden.

Sie können auch die Bettwäsche parfümieren, indem Sie ein paar Tropfen Ihres Lieblingsöls dem Wasser in einem

Dampfbügeleisen hinzugeben, ehe Sie die Bettwäsche bügeln, oder Sie fügen es dem Wasser zum Einsprühen hinzu. Nur geben Sie die Öle nicht direkt auf den Stoff, sonst gibt es Flecken.

Da einige der Öle eine schwache Spur von Duft und Öl auf der Kleidung hinterlassen können (wenngleich das meiste von der Haut absorbiert wird) ist es ratsam, nach einer Aromatherapie alte Handtücher zu benutzen und alte Kleidung zu tragen, vor allem, wenn man regelmäßige Sitzungen hat. (Gelegentlich reicht bei Handtüchern und Kleidungsstücken mit Ölspuren Waschpulver nicht aus, um sie vollständig zu entfernen; Geschirrspülmittel für die Maschine schafft es jedoch.)

8

Das Abc der Öle und ihrer Eigenschaften

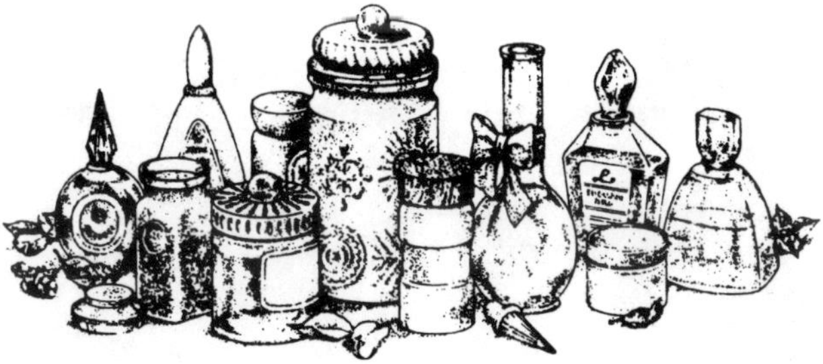

Es gibt heute weltweit ungefähr dreihundert essentielle Öle, aber mit vielen davon werden Sie niemals in Berührung kommen, und so habe ich nur diejenigen aufgeführt, die gebräuchlich sind. Wie Sie feststellen werden, haben die meisten Öle viele verschiedene Eigenschaften. Um Ihnen bei der Auswahl des richtigen Öls zum richtigen Zeitpunkt zu helfen, sind die wichtigsten Eigenschaften und die häufigsten Anwendungsgebiete *kursiv* gedruckt. Es wird Ihnen nicht entgehen, daß manche Öle, wie beispielsweise Lavendelöl, viele kursivgedruckte Eigenschaften haben, andere nur sehr wenige. Das kommt daher, daß andere Öle, auch wenn sie ähnliche Eigenschaften haben mögen, seltener sind oder daß ihr Duft nicht so populär ist.

Anwendungsgebiete der wichtigsten Öle

Öl: Angelika
Pflanzenteil, aus dem das Öl gewonnen wird: Samen, Wurzeln.
Eigenschaften und Anwendungsgebiete: Husten, Fieber, Erkältungen, Grippe, nervöse Erschöpfung, Blähungen, Verdauung, jemanden wieder auf den Boden zurückbringen (Vernunft).

Öl: Anissamen
Pflanzenteil, aus dem das Öl gewonnen wird: Samenhülse.
Eigenschaften und Anwendungsgebiete: Bronchitis, Katarrh, Husten, zur Herzstärkung, regt den Kreislauf an.

Öl: Basilikum
Pflanzenteil, aus dem das Öl gewonnen wird: Gesamte Pflanze.
Eigenschaften und Anwendungsgebiete: Nervenstärkung, verbessert das Gedächtnis. Bronchitis, *Atembeschwerden,* Erkältung, Gicht, *Konzentrationsverlust,* Migräne, *geistige Müdigkeit,* Warzen, Schlangenbiß, schwere Zeiten, Epilepsie, *Ohnmacht,* Schlaflosigkeit, *Asthma.*

Öl: Benzoin
Pflanzenteil, aus dem das Öl gewonnen wird: Stamm.
Eigenschaften und Verwendungszweck: Verdauung, *sanftes Beruhigungsmittel. Atembeschwerden,* Asthma, Hautprobleme, *spröde Hände,* Melanosis, Arthritis.

Öl: Bergamotte
Pflanzenteil, aus dem das Öl gewonnen wird: Fruchtschale.
Eigenschaften und Anwendungsgebiete: Stützend/Erbauend bei Depressionen und genereller Müdigkeit, stellt den Appetit wieder her, wirkt belebend. Magen-/Darmprobleme, Verdauung, Verletzungen, Narben, *Akne, Herpes,* Ekzeme, Psoriasis, Krampfadern, *Zystitis,* Mundgeruch. (Vorsicht: Nicht anwenden, wenn Sie in die Sonne gehen.)

Öl: Citronellöl
Pflanzenteil, aus dem es gewonnen wird: Gesamte Pflanze.
Eigenschaften und Anwendungsgebiete: Belebend, zögernde Verdauung, Darmprobleme, Migräne, Kopfschmerzen, Atembeschwerden, zu wenig Milch nach der Entbindung, Panikattacken.

Öl: Eukalyptus
Pflanzenteil, aus dem es gewonnen wird: Blätter, Zweige.

Eigenschaften und Anwendungsgebiete: Atembeschwerden, Husten, Erkältungen, Sinusitis, Zystitis, Rheuma, Schnittwunden, Verbrennungen, Fieber, Pilzinfektionen, *Halsschmerzen,* Migräne, Herpes, Mückenabwehr, Muskelzerrungen.

Öl: Fenchel
Pflanzenteil, aus dem es gewonnen wird: Samen.
Eigenschaften und Anwendungsgebiete: verdauungsfördernd, harntreibend, Übelkeit, Verstopfung, Wechseljahrprobleme, postnatale Schwierigkeiten (Brustentzündung = es regt den Milchfluß an), Blähungen, *trägt zur Regulierung des Menstruationszyklus bei,* Nierensteine, Brustschmerzen.

Öl: Galbanum
Pflanzenteil, aus dem es gewonnen wird: Rinde.
Eigenschaften und Anwendungsgebiete: Verbessert die Heilfähigkeit des Hautgewebes, Atembeschwerden, Schwellungen, nervöse Zustände.

Öl: Geranium
Pflanzenteil, aus dem es gewonnen wird: Blätter, Stiele, Blüten.
Eigenschaften und Anwendungsgebiete: Erfrischend, zur Herstellung des inneren Gleichgewichts, harntreibend, hauterfrischend. Kreislauf, *Mastitis, schlechte Haut* (Entzündungen, Akne), Verletzungen, Verbrennungen, trokkene Ekzeme, Frostbeulen, Depression, Mückenabwehr.

Öl: Gewürznelke
Pflanzenteil, aus dem es gewonnen wird: Blütenknospe
Eigenschaften und Anwendungsgebiete: Übelkeit, Bronchitis, Blähungen, *Zahnschmerzen, Infektionen,* Arthritis,

Verdauungsschwierigkeiten, Entzündungen, generelle Schwäche.

Öl: Grapefruit
Pflanzenteil, aus dem es gewonnen wird: Fruchtschale.
Eigenschaften und Anwendungsgebiete: Tonic, verdauungsfördernd, *erfrischend.* Leber- und Nierenprobleme.

Öl: Ingwer
Pflanzenteil, aus dem es gewonnen wird: Wurzeln.
Eigenschaften und Anwendungsgebiete: verdauungsfördernd, wärmend, Rheuma, Muskelschmerzen, Erkältungen, Verstauchungen, Übelkeit, Diarrhoe, Appetitverlust, Blähungen.

Öl: Jasmin (bekannt als König der Öle)
Pflanzenteil, aus dem es gewonnen wird: Blüten.
Eigenschaften und Anwendungsgebiete: Beruhigend, aphrodisiakisch (kann ein Gefühl innerer Schönheit verleihen), *Depression, Menstruationskrämpfe, Hautpflege (trockene Haut), Wehenschmerzen* (kann die Kontraktionen verstärken), Ängste, postnatale Depression.

Öl: Knoblauch
Pflanzenteil, aus dem es gewonnen wird: Knolle.
Eigenschaften und Anwendungsgebiete: entgiftend, Verstopfung aufhebend, *Rheuma, Grippe,* Asthma, *Erkältungen,* Husten, Darmparasiten, Warzen, Wunden, Insektenstiche, Geschwüre.

Öl: Koriander
Pflanzenteil, aus dem es gewonnen wird: Fruchtsamen, Blätter.
Eigenschaften und Anwendungsgebiete: Verdauungsschwäche, Grippe, Müdigkeit, Rheuma, *Appetitverlust,* Verstopfung, *Blähungen.*

Öl: Kreuzkümmel
Pflanzenteil, aus dem es gewonnen wird: Samen, Frucht.
Eigenschaften und Anwendungsgebiete: Verdauungsschwäche, Kopfschmerzen, Leberprobleme.

Öl: Lavendel
Pflanzenteil, aus dem es gewonnen wird: Blütenspitzen,
Eigenschaften und Anwendungsgebiete: verdauungsfördernd, Erregbarkeit, Streß, Schmerzen, Rheuma, Ohnmacht, Lungenerkrankungen, *Blasenstörungen, Husten, Erkältungen, Zystitis, Migräne, Sonnenstich, Sonnenbrand, Hautprobleme (Akne, Ekzeme, Psoriasis), Schlangenbiß, Insektenstich, Verbrennungen, Bluthochdruck, Kopfschmerzen, Schlaflosigkeit, Muskelkrämpfe, Magenerkrankungen.*

Öl: Limone
Pflanzenteil, aus dem es gewonnen wird: Fruchtschale.
Eigenschaften und Anwendungsgebiete: kräftigend, zusammenziehend, harntreibend; senkt den Blutdruck, reinigt die Leber, vertreibt Insekten, stellt den Appetit wieder her; alternde Haut, Arthritis, Erkältungen, Grippe, Hautflekken, blut- und atemreinigend, Zellulitis, Arthritis.

Öl: Lorbeer
Pflanzenteil, aus dem es gewonnen wird: Blätter.
Eigenschaften und Anwendungsgebiete: Wärmt und kräftigt, Lungen-Antiseptikum, Tonikum, *Erkältungen, Grippe, Bronchitis, Sinusitis,* Lungenentzündung, *Rheuma.*

Öl: Majoran
Pflanzenteil, aus dem es gewonnen wird: Blühende Spitzen, Blätter.
Eigenschaften und Anwendungsgebiete: Schlaflosigkeit, Mi-

gräne, nervöser Magen, Verstauchungen, blaue Flecken, Erkältungen, Rheuma, *Menstruationsprobleme,* Asthma, Bronchitis, Arthritis, Blähungen, Verstopfung, Erkältungen.

Öl: Mandarine
Pflanzenteil, aus dem es gewonnen wird: Fruchtschale.
Eigenschaften und Anwendungsgebiete: Verdauungsfördernd, beruhigendes Tonikum, Vorbeugung von Dehnungsstreifen, Leberprobleme, *Ängste,* fettige Haut.

Öl: Melisse
Pflanzenteil, aus dem es gewonnen wird: Blätter.
Eigenschaften und Anwendungsgebiete: beruhigend, verdauungsfördernd, Herztonikum, Herzklopfen.

Öl: Minze, Grüne
Pflanzenteil, aus dem es gewonnen wird: Blätter, blühende Spitzen.
Eigenschaften und Anwendungsgebiete: verdauungsfördernd, Übelkeit, Fieber, Mundgeruch.

Öl: Muskat
Pflanzenteil, aus dem es gewonnen wird: Samen.
Eigenschaften und Anwendungsgebiete: Übelkeit, Erbrechen, Muskelschmerzen, Rheumatismus, Arthritis, Akne, Atemprobleme, *Mundgeruch,* Diarrhoe.

Öl: Muskateller-Salbei
Pflanzenteil, aus dem es gewonnen wird: Blühende Spitzen
Eigenschaften und Anwendungsgebiete: Euphorisch, muskelentspannend, *harntreibend,* belebend, Beulen, *Frigidität, Impotenz,* Halsentzündung, Hautpflege, *Depression, Menstruationskrämpfe,* Asthma.

Öl: Myrrhe
Pflanzenteil, aus dem es gewonnen wird: Rinde, Harz.
Eigenschaften und Anwendungsgebiete: Hautpflege, unterstützt den Menstruationsfluß, Bronchitis, *Laryngitis,* Katarrh, Husten, *Blasenentzündung, Infektionen, Blähungen,* vertreibt düstere Stimmungen, *Pilzinfektionen (Candida),* Mund- und Hautgeschwüre.

Öl: Myrte
Pflanzenteil, aus dem es gewonnen wird: Junge Blätter.
Eigenschaften und Anwendungsgebiete: Gereiztheit, Asthma, Haut, Verdauung, *Atembeschwerden*

Öl: Neroli
Pflanzenteil, aus dem es gewonnen wird: Blüten
Eigenschaften und Anwendungsgebiete: Beruhigend (nahezu hypnotisierend), verdauungsfördernd, Akne, Ekzeme, *Hautpflege,* Schlaflosigkeit, Nervensystem, *Herzmittel,* senkt zu hohen Blutdruck, *Ängste,* Wechseljahresprobleme, Depression, Schock, Dermatitis.

Öl: Niaouli
Pflanzenteil, aus dem es gewonnen wird: Blätter, Zweige.
Eigenschaften und Anwendungsgebiete: Atembeschwerden, Erkältungen, Grippe, Sinusitis, Halsentzündungen, Zystitis, Wunden, Entzündungen, Verbrennungen, *stärkt das Immunsystem, reinigt die Atmosphäre,* Diarrhoe.

Öl: Orange
Pflanzenteil, aus dem es gewonnen wird: Fruchtschale
Eigenschaften und Anwendungsgebiete: Tonikum, *Verstopfung,* Reisekrankheit, *Magen,* Mundprobleme (Zahnfleischschwund und Entzündungen), Depression, Beruhigungsmittel.

Öl: Oregano
Pflanzenteil, aus dem es gewonnen wird: Blätter, blühende Spitzen.
Eigenschaften und Anwendungsgebiete: verdauungsfördernd, *Bronchitis,* Atembeschwerden, *Virusinfektionen,* Rheuma, Appetitverlust.

Öl: Patschuli
Pflanzenteil, aus dem es gewonnen wird: Blätter.
Eigenschaften und Anwendungsgebiete: harntreibend, Hautentzündung, insektenabweisend, aufgeplatzte Haut (unterstützt die Zellregeneration), Narben, Akne, *Ekzeme,* Verbrennungen, Herpes, *müde Haut,* Ängste, fördert die sexuelle Reaktion, *entspannend.*

Öl: Petersilie
Pflanzenteil, aus dem es gewonnen wird: Samen.
Eigenschaften und Anwendungsgebiete: Tonikum, *harntreibend,* Nierenprobleme.

Öl: Petitgrain
Pflanzenteil, aus dem es gewonnen wird: Blätter, Zweige.
Eigenschaften und Anwendungsgebiete: Schlaflosigkeit, Depression, Rekonvaleszenz, kräftigt das Nervensystem.

Öl: Pfefferminze
Pflanzenteil, aus dem es gewonnen wird: Gesamte Pflanze.
Eigenschaften und Anwendungsgebiete: Anregend. Übelkeit. Reisekrankheit, Erbrechen, Verdauungsstörungen, Blähungen, *Migräne, Kopfschmerzen, Leberprobleme,* Arthritis, *blutreinigend,* Hautbeschwerden, Ekzeme, Akne, blaue Flecken, Geschwüre, schmerzhafte Perioden, Mückenabwehr, *Grippe, Erkältungen, Sinusitis,* Herzklopfen, *Mundgeruch, Schweißfüße.*

Öl: Pinie
Pflanzenteil, aus dem es gewonnen wird: Nadeln, Zweige.
Eigenschaften und Anwendungsgebiete: Diuretikum, Tonikum, *Atembeschwerden, Erkältungen, Grippe, Sinusitis, Bronchitis, Zystitis,* Rheuma, Blasen- und Nierenprobleme, Halsentzündung, Muskelschmerzen, Wasserspeicherung, luftreinigend, *schmerzhafte Perioden.*

Öl: Rose (als Königin der Öle bekannt)
Pflanzenteil, aus dem es gewonnen wird: Blütenblätter.
Eigenschaften und Anwendungsgebiete: Aphrodisiakum, prämenstruelles Syndrom, Menopause, *Hautpflege, Depression,* Akne, Ekzeme, Krampfadern, *tiefer Kummer und Benommenheit, Schock, seelische Störungen,* Verträumtheit, Herztonikum (emotional, körperlich und seelisch stärkend), nach der Entbindung, *trockene Haut,* Aufgedunsenheit, Verstopfung, *Frigidität.*

Öl: Rosenholz
Pflanzenteil, aus dem es gewonnen wird: Holz.
Eigenschaften und Anwendungsgebiete: erhebend, aufmunternd, nervenberuhigend. Hautallergien, Kopfschmerzen, Depression.

Öl: Rosmarin
Pflanzenteil, aus dem es gewonnen wird: Blüten, Blätter.
Eigenschaften und Anwendungsgebiete: Tonikum, harntreibend, Asthma, *Atembeschwerden,* Herzstimulans, Rheuma, Brandwunden, *reguliert schmerzhafte Perioden, Verstauchungen, geschwollene Knöchel, Kopfschmerzen, Gicht, Muskelschmerzen (Sportverletzungen), Leber, Bronchitis, Haartonikum, Haarverlust, Ohnmacht,* Müdigkeit, Blähungen, *generelles Stimulans.*

Öl: Salbei

Pflanzenteil, aus dem es gewonnen wird: Holz.

Eigenschaften und Anwendungsgebiete: harntreibend, stimulierend, blutreinigend, Tonikum, Soor, Ekzeme, Verstauchungen, Bronchitis, Schweißausbrüche, Asthma, Muskelzerrungen, träge Verdauung, Insektenstiche und -bisse, Vorbereitung auf die Geburt.

Öl: Sandelholz

Pflanzenteil, aus dem es gewonnen wird: Holz.

Eigenschaften und Anwendungsgebiete: beruhigend, aphrodisiakisch, Zystitis, Blasenstörungen, Halsentzündung, trockene Haut, Ekzeme, Entzündungen, geschwollenes Gesicht.

Öl: Tangerine

Pflanzenteil, aus dem es gewonnen wird: Fruchtschale.

Eigenschaften und Anwendungsgebiete: Rheuma, Zellulitis, *Dehnungsstreifen,* Nerventonikum, Magen.

Öl: Tee-Myrte

Pflanzenteil, aus dem es gewonnen wird: Blätter, Zweige.

Eigenschaften und Anwendungsgebiete: Pilzinfektionen, Virus- und bakterielle Infektionen, Erkältungen, Grippe, Warzen, Entzündungen, Akne, Schock, Schlangenbiß, *Soor,* Insektenabwehr, Fußpilz.

Öl: Thuja

Pflanzenteil, aus dem es gewonnen wird: Blätter, Rinde.

Eigenschaften und Anwendungsgebiete: Zystitis, Warzen.

Öl: Thymian

Pflanzenteil, aus dem es gewonnen wird: Blätter, blühende Spitzen.

Eigenschaften und Anwendungsgebiete: stimulierend, harntreibend, Tonikum, Rheumatismus, Schmerzen, Kreislauf, Haarausfall, Warzen, Wunden, Verbrennungen, Blasenstörungen, Asthma, Husten, Darminfektionen, Stiche, Müdigkeit, Zahn- und Zahnfleischpflege, reguliert unregelmäßige Periode.

Öl: Veilchenblätter
Pflanzenteil, aus dem es gewonnen wird: Blätter.
Eigenschaften und Anwendungsgebiete: Harntreibend, Atembeschwerden, Rheumatismus, Fibrositis.

Öl: Vetiver
Pflanzenteil, aus dem es gewonnen wird: Wurzeln.
Eigenschaften und Anwendungsgebiete: beruhigend, Schlaflosigkeit, Rheumatismus, sorgt für ein ausgewogenes *Nervensystem, gegen Angstzustände.*

Öl: Weihrauch
Pflanzenteil, aus dem es gewonnen wird: Rinde.
Eigenschaften und Anwendungsgebiete: Atembeschwerden (Bronchitis, Husten), Laryngitis, *Hautpflege (alternde Haut, Falten),* Geschwüre, Wunden, Nerventonikum, regt das Gehirn an, verlangsamt die Atmung, *reinigt spirituell* und körperlich (wird häufig in Kirchen verbrannt).

Öl: Weihrauchharz
Pflanzenteil, aus dem es gewonnen wird: Harz.
Eigenschaften und Anwendungsgebiete: erhebend, konzentrationsfördernd, Mastitis, Asthma, Bronchitis, Geschwüre, Wunden, Luftreiniger.

Öl: Ylang-Ylang
Pflanzenteil, aus dem es gewonnen wird: Blüten.
Eigenschaften und Anwendungsgebiete: Aphrodisiakum, entspannt und baut auf, Hyperventilation, *Haut- und Haarpflege, Ausgeglichenheit,* Atembeschwerden, *regu-*

liert und beruhigt das Herz, Herzklopfen, Insektenbisse, *Gereiztheit, Bluthochdruck.*

Öl: Ysop
Pflanzenteil, aus dem es gewonnen wird: Blätter, blühende Spitzen.
Eigenschaften und Anwendungsgebiete: Blutergüsse, Rheuma, Arthritis, Husten, Erkältungen, Virusinfektionen, Asthma, Heufieber, Ekzeme, Kreislaufprobleme.

Öl: Zedernholz
Pflanzenteil, aus dem es gewonnen wird: Holz.
Eigenschaften und Anwendungsgebiete: harntreibend, fördert die sexuelle Lust, *Haarausfall,* Atembeschwerden, Zerrungen, *Knochenbrüche,* Akne, Arthritis, Blasenstörungen, Zystitis, Ekzeme, Lymphkreislauf.

Öl: Zimt
Pflanzenteil, aus dem es gewonnen wird: Zweige, Blätter.
Eigenschaften und Anwendungsgebiete: appetitanregend, Wärmeregulator, *wärmt im Winter,* atemanregend, *Rekonvaleszenz,* Grippe, *Rheuma, träge Verdauung,* Frigidität, Zahnschmerzen, Wespenstiche, Schlangenbiß, Kreislauf, Herz.

Öl: Zitrone
Pflanzenteil, aus dem es gewonnen wird: Fruchtschale.
Eigenschaften und Anwendungsgebiete: Tonikum, Astringens, Diuretikum, senkt den Blutdruck, reinigt die Leber, insektenabweisend, stellt den Appetit wieder her, alternde Haut, Arthritis, Erkältungen, Grippe, Hautunreinheiten, blut- und atemreinigend, Zellulitis, Arthritis.

Öl: Zypresse
Pflanzenteil, aus dem es gewonnen wird: Blätter, Zweige.

Eigenschaften und Anwendungsgebiete: harntreibend, Rheumatismus, *Kreislauf, Krampfadern, hervortretende Adern,* Hämorrhoiden, *Husten, unregelmäßiger Menstruationszyklus,* Asthma, Grippe, Lebererkrankungen, *Zellulitis, Schweißfüße,* Reizbarkeit, Wunden.

Die wichtigsten Eigenschaften und die dazugehörigen Öle

Abführend: Schwarzer Pfeffer, Kampfer, Fenchel, Majoran, Rose.

Analgetisch: Bergamotte, Kamille, Kampfer, Eukalyptus, Geranium, Lavendel, Majoran, Pfefferminz, Rosmarin.

Antibiotisch: Bergamotte, Kamille, Zimt, Gewürznelke, Eukalyptus, Knoblauch, Ysop, Wacholder, Lavendel, Zitrone, Limone, Myrte, Niaouli, Zwiebel, Oregano, Patschuli, Pinie, Tee-Myrte, Thymian.

Antiseptisch: Sie sind allesamt antiseptisch, besonders gut sind jedoch Bergamotte, Eukalyptus und Wacholder.

Antiviral: Bergamotte, Zimt, Klee, Eukalyptus, Knoblauch, Lavendel, Zwiebel, Petersilie, Sandelholz, Tee-Myrte, Thymian.

Aphrodisiakisch: Schwarzer Pfeffer, Muskateller-Salbei, Ingwer, Jasmin, Neroli, Patschuli, Rose, Sandelholz, Ylang-Ylang.

Beruhigend: Benzoin, Bergamotte, Kamille, Kampfer, Zedernholz, Muskateller-Salbei, Zypresse, Geranium, Jasmin, Wacholder, Lavendel, Majoran, Melisse, Myrrhe, Neroli, Patschuli, Rose, Sandelholz, Ylang-Ylang.

Diuretisch: Benzoin, schwarzer Pfeffer, Kamille, Zedernholz, Zypresse, Eukalyptus, Fenchel, Weihrauch, Geranium, Ysop, Wacholder, Lavendel, Rosmarin, Sandelholz.

Fungizid (pilztötend): Eukalyptus, Wacholder, Lavendel, Zitrone, Myrte, Patschuli, Salbei, Sandelholz, Tee-Myrte, Thymian.

Haut-tonisierend: Bergamotte, Kampfer, Zypresse, Geranium, Wacholder, Zitrone, Rosmarin.

Schleimlösend: Basilikum, Benzoin, Bergamotte, Zedernholz, Eukalyptus, Fenchel, Ysop, Majoran, Myrrhe, Pfefferminze, Sandelholz.

Stimulierend: Schwarzer Pfeffer, Kampfer, Eukalyptus, Pfefferminze, Rosmarin.

Tonisch: Basilikum, schwarzer Pfeffer, Kamille, Kardamom, Muskateller-Salbei, Fenchel, Weihrauch, Geranium, Grapefruit, Jasmin, Wacholder, Lavendel, Majoran, Melisse, Myrrhe, Neroli, Patschuli, Rose, Sandelholz.

9

Das Abc der Beschwerden und der entsprechenden Öle

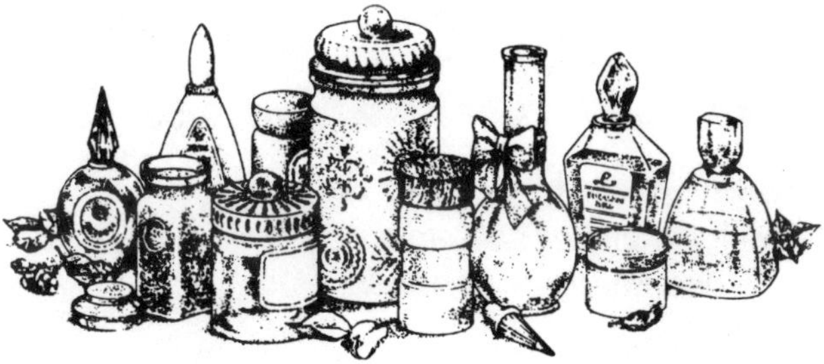

Diese Liste dient als Anhaltspunkt, auf welche Öle Sie bei bestimmten Umständen zurückgreifen können. Manchmal ist die Auswahl ziemlich groß. In diesen Fällen sind die Öle, die ich persönlich wählen würde, *kursiv* gedruckt. Sie werden, wenn Sie mit den Ölen vertrauter werden, vielleicht feststellen, daß Sie andere vorziehen – sie sind allesamt zur Therapie geeignet, kursiv oder nicht. Für Mundspülungen und zum Gurgeln sollten sie im Verhältnis von zwei Tropfen Öl auf einen Viertel Liter Wasser verdünnt werden.

Zustand oder Erfordernis: Abszesse
Öl: Lavendel, Bergamotte, Kamille
Art der Anwendung: Kompresse

Zustand oder Erfordernis: Akne
Öl: Patschuli, Tee-Myrte, Bergamotte, Zitrone, Wacholder, Sandelholz, Geranium
Art der Anwendung: Kompresse, Hautvorbereitung

Zustand oder Erfordernis: Allergien
Öl: Kamille, Melisse, Lavendel
Art der Anwendung: Kompresse, Bad

Zustand oder Erfordernis: Aphrodisiakum
Öl: Ylang-Ylang, Sandelholz, Rose, Jasmin, Muskateller-Salbei
Art der Anwendung: Bad, Massage

Zustand oder Erfordernis: Appetitlosigkeit
Öl: *Zimt, Fenchel,* Kamille, Kardamom, Bergamotte, Oregano
Art der Anwendung: Bad, Massage

Zustand oder Erfordernis: Arthritis
Öl: Rosmarin, Eukalyptus, Wacholder, Ingwer, Zypresse, Lorbeer, Benzoin
Art der Anwendung: Kompresse, Bad, Massage

Zustand oder Erfordernis: Asthma
Öl: *Benzoin*, Zypresse, Eukalyptus, Majoran, Melisse, Basilikum, *Myrte*
Art der Anwendung: Massage, Inhalation

Zustand oder Erfordernis: Blähungen
Öl: Schwarzer Pfeffer, Kamille, Ingwer, Fenchel, Wacholder, Pfefferminze, Rosmarin, Koriander
Art der Anwendung: Massage, Kompresse

Zustand oder Erfordernis: Blutergüsse
Öl: Lavendel, Kampfer, Ysop
Art der Anwendung: Kompresse

Zustand oder Erfordernis: Bronchitis
Öl: Basilikum, *Benzoin*, Weihrauch, Lavendel, Pfefferminze, Rosmarin, *Kampfer*, Sandelholz, *Pinie*, Lorbeer, Oregano
Art der Anwendung: Inhalation, Massage

Zustand oder Erfordernis: Brustentzündung (s. Mastitis)

Zustand oder Erfordernis: Candida (s. Soor)

Zustand oder Erfordernis: Dehnungsstreifen
Öl: Mandarine, Tangerine
Art der Anwendung: Massage

Zustand oder Erfordernis: Deodorant
Öl: Pfefferminze, Bergamotte, Rosmarin, Neroli, Limone, Lavendel
Art der Anwendung: Bad

Zustand oder Erfordernis: Depression
Öl: Basilikum, *Bergamotte, Muskateller-Salbei, Jasmin,* Geranium, Rosenholz, Neroli, Rose, Sandelholz, *Ylang-Ylang,* Melisse
Art der Anwendung: Bad, Massage

Zustand oder Erfordernis: Dermatitis
Öl: Benzoin, Kamille, Geranium, Wacholder, *Lavendel,* Neroli, Muskat
Art der Anwendung: Massage, Kompresse

Zustand oder Erfordernis: Desinfektion
Öl: Bergamotte, *Eukalyptus,* Wacholder, Lavendel
Art der Anwendung: Verdunster, Raumspray

Zustand oder Erfordernis: Diarrhöe
Öl: Schwarzer Pfeffer, Kamille, Kampfer, Zypresse, Niaouli, Pfefferminze, Rosmarin, Sandelholz, Fenchel, Benzoin
Art der Anwendung: Massage, Bad, Kompresse

Zustand oder Erfordernis: Digestion (s. Magenbeschwerden)

Zustand oder Erfordernis: Ekzeme
Öl: Kamille, Birke, *Lavendel, Geranium,* Ysop, *Wacholder,* Melisse, Karotte
Art der Anwendung: Massage, Bad

Zustand oder Erfordernis: Empfindliche Haut
Öl: Kamille, Neroli, *Rose,* Sandelholz
Art der Anwendung: Vorbehandlung

Zustand oder Erfordernis: Entwässerung
Öl: Fenchel, Wacholder, Muskateller-Salbei, Zypresse, Eukalyptus
Art der Anwendung: Massage, Bad

Zustand oder Erfordernis: Erbrechen
Öl: Fenchel, Pfefferminze, Rose, Kamille
Art der Anwendung: Kompresse, sanfte Massage

Zustand oder Erfordernis: Erkältungen
Öl: Basilikum, Kampfer, Lorbeer, *Niaouli, Pfefferminze, Eukalyptus,* Tee-Myrte, *Rosmarin*, Knoblauch, Ysop
Art der Anwendung: Inhalation, Bad

Zustand oder Erfordernis: Erschlaffung (z. B. der Haut)
Öl: Lavendel, Neroli, Ylang-Ylang, Rosenholz, Majoran, Rose, Sandelholz, Kamille, Bergamotte
Art der Anwendung: Massage, Bad

Zustand oder Erfordernis: Erschöpfung
Öl: Rosmarin, Bergamotte
Art der Anwendung: Bad, Massage

Zustand oder Erfordernis: Falten
Öl: Weihrauch, Zitrone, Sandelholz
Art der Anwendung: Behandlung der Haut

Zustand oder Erfordernis: Fettige Haut
Öl: Bergamotte, Zitrone, Mandarine, Sandelholz, Geranium
Art der Anwendung: Hautbehandlung

Zustand oder Erfordernis: Fettleibigkeit
Öl: Fenchel, Wacholder, Rosmarin, Bergamotte, Geranium
Art der Anwendung: Massage, Bad

Zustand oder Erfordernis: Fieber
Öl: Basilikum, Kamille, Zypresse, Bergamotte, Melisse, Eukalyptus, Lavendel, Rosmarin
Art der Anwendung: Bad

Zustand oder Erfordernis: Frigidität
Öl: Muskateller-Salbei, Rose, Ingwer, *Ylang-Ylang,* Zimt
Art der Anwendung: Bad, Massage

Zustand oder Erfordernis: Frostbeulen
Öl: Zypresse, schwarzer Pfeffer, Majoran, Rosmarin, Wacholder
Art der Anwendung: Massage, Bad

Zustand oder Erfordernis: Gallensteine
Öl: Rosmarin, Lavendel
Art der Anwendung: Massage

Zustand oder Erfordernis: Geburt
Öl: Jasmin, Lavendel
Art der Anwendung: Massage, Bad

Zustand oder Erfordernis: Gedächtnis (schlechtes)
Öl: Basilikum, Rosmarin, Pfefferminze
Art der Anwendung: Inhalation

Zustand oder Erfordernis: geistige Müdigkeit
Öl: Basilikum, Rosmarin, Pfefferminze
Art der Anwendung: Bad, Inhalation

Zustand oder Erfordernis: Gelbsucht
Öl: Rosmarin, Kamille, Thymian, Pfefferminze
Art der Anwendung: Bad, Massage

Zustand oder Erfordernis: Geschwüre
Öl: Knoblauch
Art der Anwendung: Kompresse

Zustand oder Erfordernis: Gicht
Öl: Basilikum, Benzoin, Kampfer, Wacholder, Rosmarin
Art der Anwendung: Massage, Kompresse

Zustand oder Erfordernis: Gingivitis (Zahnfleischentzündung)
Öl: Fenchel, Myrrhe, Thymian
Art der Anwendung: Mundspülungen

Zustand oder Erfordernis: Gonorrhöe
Öl: Bergamotte, Zedernholz, Eukalyptus, Lavendel, Sandelholz
Art der Anwendung: Massage, Bad

Zustand oder Erfordernis: Grind, Schorf
Öl: Kamille, Eukalyptus
Art der Anwendung: Kompresse

Zustand oder Erfordernis: Grippe
Öl: Schwarzer Pfeffer, Niaouli, Eukalyptus, Rosmarin, Pfefferminze, Knoblauch, Tee-Myrte, Zypresse
Art der Anwendung: Inhalation

Zustand oder Erfordernis: Gürtelrose
Öl: Eukalyptus, Geranium, Bergamotte, Tee-Myrte, Pfefferminze
Art der Anwendung: Bad

Zustand oder Erfordernis: Hallitosis (übler Mundgeruch)
Öl: grüne Minze, Bergamotte, Muskat, *Kardamom, Pfefferminze,* Myrrhe
Art der Anwendung: Mundspülungen

Zustand oder Erfordernis: Hämorrhoiden
Öl: Zypresse, Weihrauch, Wacholder, Myrrhe, Lavendel, Rosmarin
Art der Anwendung: Bad, Massage

Zustand oder Erfordernis: Laryngitis (Kehlkopfentzündung)
Öl: Benzoin, Sandelholz, Lavendel, Weihrauch, Thymian, Myrrhe
Art der Anwendung: Inhalation

Zustand oder Erfordernis: Halsentzündung
Öl: Benzoin, Sandelholz, Lavendel, Eukalyptus, Niaouli, Pinie
Art der Anwendung: Inhalation, Gurgeln

Zustand oder Erfordernis: Haut (s. trockene, fettige, empfindliche Haut)

Zustand oder Erfordernis: Hautalterung
Öl: Weihrauch, Patschuli, Lavendel, *Rose,* Geranium, Karotte, Zitrone
Art der Anwendung: Hautbehandlung

Zustand oder Erfordernis: Herpes
Öl: Bergamotte, Eukalyptus, Patschuli, *Tee-Myrte,* Lavendel
Art der Anwendung: Kompresse

Zustand oder Erfordernis: Herzbeschwerden
Öl: Ylang-Ylang, Neroli, Lavendel, Melisse
Art der Anwendung: Massage, Bad

Zustand oder Erfordernis: Herzklopfen
Öl: Lavendel, Ylang-Ylang, Melisse, Neroli, Rosmarin
Art der Anwendung: Massage

Zustand oder Erfordernis: Herzrasen
Öl: Kardamom, schwarzer Pfeffer
Art der Anwendung: Massage

Zustand oder Erfordernis: Heuschnupfen
Öl: Eukalyptus, Rose, Lavendel, Melisse, Kamille
Art der Anwendung: Inhalation

Zustand oder Erfordernis: Husten
Öl: Benzoin, Weihrauch, *Eukalyptus,* Myrrhe, Rosmarin, Zypresse, Pfefferminze, Pinie
Art der Anwendung: Inhalation

Zustand oder Erfordernis: Hypertension (hoher Blutdruck)
Öl: Lavendel, Ylang-Ylang, Majoran, Kamille, Neroli, Bergamotte, Rose
Art der Anwendung: Bad, Massage

Zustand oder Erfordernis: Hypotension (niedriger Blutdruck)
Öl: Rosmarin, Kampfer, Pfefferminze, schwarzer Pfeffer
Art der Anwendung: Bad, Massage

Zustand oder Erfordernis: Hysterie
Öl: Basilikum, Kamille, Lavendel, Neroli, Majoran, Ylang-Ylang
Methode der Anwendung: Inhalation, Bad, Massage

Zustand oder Erfordernis: Impotenz
Öl: Muskateller-Salbei, Jasmin, Ingwer, Rose, Ylang-Ylang, Sandelholz
Art der Anwendung: Bad, Massage

Zustand oder Erfordernis: Insektenstiche
Öl: Lavendel, Eukalyptus, Geranium
Art der Anwendung: Kompresse

Zustand oder Erfordernis: Ischias
Öl: Kamille, Lavendel
Art der Anwendung: Massage, Bad, Kompresse

Zustand oder Erfordernis: Juckreiz
Öl: Kamille, Lavendel, Melisse, Bergamotte
Art der Anwendung: Massage, Kompresse

Zustand oder Erfordernis: Kahlheit
Öl: Rosmarin, Zedernholz
Art der Anwendung: Massage, Haarbehandlung

Zustand oder Erfordernis: Katarrh
Öl: Lorbeer, Eukalyptus, Niaouli, Pinie
Art der Anwendung: Inhalation

Zustand oder Erfordernis: Kater
Öl: Wacholder, Rosmarin
Art der Anwendung: Bad, Massage

Zustand oder Erfordernis: Keuchhusten
Öl: Basilikum, Zypresse, Rosmarin, Niaouli, Lavendel, Tee-Myrte
Art der Anwendung: Inhalation, Massage

Zustand oder Erfordernis: Konjunktivitis (Bindehautentzündung)
Öl: Kamille, Rose, Lavendel
Art der Anwendung: Kompresse (geben Sie das Öl niemals direkt ins Auge oder auf den umliegenden Bereich)

Zustand oder Erfordernis: Kopfschmerzen
Öl: Pfefferminze, Majoran, Rose, *Lavendel*, Rosmarin, Eukalyptus
Art der Anwendung: Kompresse, Massage

Zustand oder Erfordernis: Kopfgrind
Öl: Geranium, Myrrhe, Lavendel, Rosmarin, Pfefferminze
Art der Anwendung: Haut- und Haarbehandlung

Zustand oder Erfordernis: Krätze
Öl: Lavendel, Kamille, Zitrone, Bergamotte, Rosmarin
Art der Anwendung: Bad, Hautbehandlung

Zustand oder Erfordernis: Krampfadern
Öl: Zypresse
Art der Anwendung: Massage

Zustand oder Erfordernis: Kreislauf (schlechter)
Öl: Lavendel, *Zypresse,* Muskateller-Salbei, Ylang-Ylang, Rosmarin, Zedernholz, Geranium
Art der Anwendung: Massage, Bad

Zustand oder Erfordernis: Leberbeschwerden
Öl: Zypresse, *Wacholder, Rose,* Kamille, Pfefferminze, Kreuzkümmel, Rosmarin
Art der Anwendung: Bad, Kompresse, Massage

Zustand oder Erfordernis: Lippen-, Gesichtsherpes (s. Herpes)

Zustand oder Erfordernis: Lungenentzündung
Öl: Lorbeer, Niaouli, Tee-Myrte, Eukalyptus
Art der Anwendung: Bad, Inhalation

Zustand oder Erfordernis: Magenbeschwerden
Öl: *Fenchel, Pfefferminze,* Lavendel, Mandarine, Orange, Kamille
Art der Anwendung: Kompresse, Massage

Zustand oder Erfordernis: Mandelentzündung
Öl: Lavendel, Benzoin
Art der Anwendung: Inhalation

Zustand oder Erfordernis: Masern
Öl: Eukalyptus, Tee-Myrte
Art der Anwendung: Inhalation, Bad

Zustand oder Erfordernis: Mastitis (Brustentzündung)
Öl: Geranium, Lavendel, Rose
Art der Anwendung: Kompresse, Massage

Zustand oder Erfordernis: Menopause
Öl: Kamille, Lavendel, Rose, Geranium, Jasmin, Bergamotte, Ylang-Ylang
Art der Anwendung: Bad, Massage

Zustand oder Erfordernis: Menstruation
Öl: Rose, Melisse, Myrrhe, Muskateller-Salbei, Rosmarin, Majoran, Kamille, Zypresse, Pinie
Art der Anwendung: Kompresse, Bad, Massage

Zustand oder Erfordernis: Migräne
Öl: Majoran, Pfefferminze, Rosmarin, Kamille, Lavendel, Basilikum
Art der Anwendung: Kalte Umschläge, Massage

Zustand oder Erfordernis: Müdigkeit
Öl: Rosmarin, Geranium, Basilikum, *Bergamotte,* Pfefferminze
Art der Anwendung: Bad, Massage, Inhalation

Zustand oder Erfordernis: Mundgeruch (s. Hallitosis)

Zustand oder Erfordernis: Mundgeschwüre
Öl: Myrrhe, Orange
Art der Anwendung: Mundspülungen

Zustand oder Erfordernis: Muskelzerrung
Öl: Lavendel, *Ingwer, Rosmarin,* Wacholder
Art der Anwendung: Massage

Zustand oder Erfordernis: Nasenbluten
Öl: Zypresse, *Weihrauch, Zitrone*
Art der Anwendung: Kalte Kompressen

Zustand oder Erfordernis: Nervenanspannung
Öl: Benzoin, Kamille, Lavendel, Neroli, Patschuli, Ylang-Ylang, Sandelholz
Art der Anwendung: Massage, Bad

Zustand oder Erfordernis: Nesselfieber
Öl: Kamille, Melisse
Art der Anwendung: Bad

Zustand oder Erfordernis: Neuralgie
Öl: Kamille, Eukalyptus, Geranium, Majoran, Rosmarin, Muskateller-Salbei
Art der Anwendung: Massage

Zustand oder Erfordernis: Nierenbeckenentzündung
Öl: Wacholder, Kamille, Zedernholz, Sandelholz, Fenchel
Art der Anwendung: Massage, Bad, Kompresse

Zustand oder Erfordernis: Ödeme (Schwellungen)
Öl: Wacholder, Patschuli, Fenchel, Geranium, Rosmarin
Art der Anwendung: Massage

Zustand oder Erfordernis: Ohnmacht
Öl: Basilikum, Rosmarin, Pfefferminze, Lavendel, Neroli
Art der Anwendung: Inhalation

Zustand oder Erfordernis: Ohrenschmerzen
Öl: Kamille, Lavendel
Art der Anwendung: Kompresse (warm)

Zustand oder Erfordernis: PMS (prämenstruelles Syndrom)
Öl: Geranium, Ylang-Ylang, Bergamotte, Rose, Kamille
Art der Anwendung: Bad, Massage

Zustand oder Erfordernis: Psoriasis
Öl: Bergamotte, Lavendel, Wacholder, Kamille, Karotte
Art der Anwendung: Bad, Kompresse

Zustand oder Erfordernis: rauhe Haut
Öl: Benzoin, Kamille, Lavendel
Art der Anwendung: Kompresse, Massage

Zustand oder Erfordernis: Reisekrankheit
Öl: Pfefferminze
Art der Anwendung: Inhalation

Zustand oder Erfordernis: Reizbarkeit
Öl: Lavendel, Kamille, Neroli
Art der Anwendung: Bad, Massage

Zustand oder Erfordernis: Rekonvaleszenz
Öl: Zimt, Bergamotte, Ingwer, Petitgrain
Art der Anwendung: Bad, Massage

Zustand oder Erfordernis: Rheuma
Öl: Rosmarin, Wacholder, Zypresse, Lavendel, Kamille, Lorbeer, Majoran, Koriander
Art der Anwendung: Massage, Bad

Zustand oder Erfordernis: Schlaflosigkeit
Öl: Kamille, Neroli, Sandelholz
Art der Anwendung: Bad, Massage

Zustand oder Erfordernis: Schlangenbiß
Öl: Lavendel, Basilikum, Tee-Myrte
Art der Anwendung: Kompresse

Zustand oder Erfordernis: Schock
Öl: Kampfer, Neroli, Pfefferminze
Art der Anwendung: Inhalation

Zustand oder Erfordernis: Schwangerschaft
Öl: Mandarine, Neroli
Art der Anwendung: Bad, Massage

Zustand oder Erfordernis: Schwindel
Öl: Basilikum, Rosmarin, Pfefferminze, schwarzer Pfeffer
Art der Anwendung: Inhalation

Zustand oder Erfordernis: Sinusitis (Nasenhöhlenentzündung)
Öl: Eukalyptus, Pfefferminze, Niaouli, Rosmarin, Lorbeer, Lavendel, Pinie
Art der Anwendung: Inhalation

Zustand oder Erfordernis: Sonnenbrand
Öl: Lavendel, Kamille
Art der Anwendung: Kompresse, Bad

Zustand oder Erfordernis: Soor
Öl: Myrrhe, Sandelholz, Lavendel, Tee-Myrte
Art der Anwendung: Spülung, Sitzbad

Zustand oder Erfordernis: Sorgen, Unruhe
Öl: *Neroli, Lavendel,* Vetiver, Rosenholz, Bergamotte, Sandelholz, Patschuli, Ylang-Ylang, Mandarine
Art der Anwendung: Massage, Bad

Zustand oder Erfordernis: Streß
Öl: Lavendel, Sandelholz, Ylang-Ylang, Rose
Art der Anwendung: Bad, Massage

Zustand oder Erfordernis: Trauer
Öl: *Rose,* Melisse, Lavendel, Rosenholz
Art der Anwendung: Massage, Bad

Zustand oder Erfordernis: Trockene Haut
Öl: *Sandelholz, Rose,* Lavendel, Geranium
Art der Anwendung: Hautbehandlung

Zustand oder Erfordernis: Übelkeit
Öl: Basilikum, *Pfefferminze,* Lavendel, Fenchel, Rose, *Kamille,* Muskat, Grüne Minze
Art der Anwendung: Warme Kompressen, Massage

Zustand oder Erfordernis: Urethritis (Harnröhrenentzündung)
Öl: Bergamotte, Lavendel
Art der Anwendung: Bad, Massage

Zustand oder Erfordernis: Verbrennungen
Öl: *Lavendel,* Kamille, Eukalyptus, Geranium
Art der Anwendung: Kompresse

Zustand oder Erfordernis: Verletzungen
Öl: *Benzoin, Lavendel,* Olibanum, Eukalyptus, Tee-Myrte
Art der Anwendung: Kompresse

Zustand oder Erfordernis: Verstauchungen
Öl: Eukalyptus, Lavendel, Rosmarin, Kamille, Majoran
Art der Anwendung: Kalte Umschläge

Zustand oder Erfordernis: Verstopfung
Öl: *Schwarzer Pfeffer,* Bergamotte, *Fenchel,* Rose, Wacholder, Zitronellöl, Rosmarin, *Koriander,* Orange
Art der Anwendung: Massage

Zustand oder Erfordernis: Warzen
Öl: Tee-Myrte, Zitrone, Thuja
Art der Anwendung: Baumwollverband, Kompresse

Zustand oder Erfordernis: Wasseransammlung
Öl: Geranium, *Wacholder,* Petersilie, *Muskateller-Salbei, Fenchel,* Pinie, Salbei, Veilchenblätter
Art der Anwendung: Bad, Massage

Zustand oder Erfordernis: Windpocken
Öl: Kamille, Lavendel, Eukalyptus, Bergamotte, Tee-Myrte
Art der Anwendung: Kompresse, Bad

Zustand oder Erfordernis: Würmer
Öl: Bergamotte, Kamille, Eukalyptus, Lavendel
Art der Anwendung: Massage, Kompresse

Zustand oder Erfordernis: Zahnen (Babys)
Öl: Kamille
Art der Anwendung: Massage

Zustand oder Erfordernis: Zahnschmerzen
Öl: Klee, Kamille
Art der Anwendung: Kompresse

Zustand oder Erfordernis: Zellulitis
Öl: Wacholder, schwarzer Pfeffer, Muskateller-Salbei, *Zypresse,* Geranium, *Rosmarin,* Tangerine
Art der Anwendung: Massage, Bad, Kompresse

Zustand oder Erfordernis: Zystitis (Harnblasenentzündung)
Öl: Bergamotte, Rose, *Lavendel,* Wacholder, *Sandelholz,* Zedernholz, Pinie
Art der Anwendung: Massage, Bad, Spülungen

Register